V. Hach-Wunderle · S. Haas (Hrsg.)

Thromboembolie-Prophylaxe in der Inneren und operativen Medizin

Springer

Berlin
Heidelberg
New York
Barcelona
Budapest
Hongkong
London
Mailand
Paris
Santa Clara
Singapur
Tokio

V. Hach-Wunderle · S. Haas (Hrsg.)

Thromboembolie-Prophylaxe in der Inneren und operativen Medizin

Mit 13 Abbildungen und 25 Tabellen

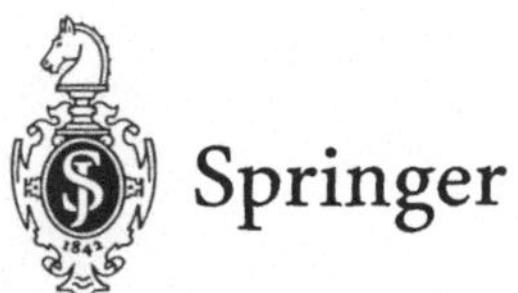

Priv.-Doz. Dr. med. Viola Hach-Wunderle
William-Harvey-Klinik,
Abteilung Innere Medizin
Am Kaiserberg 6
D-61231 Bad Nauheim

Prof. Dr. med. Sylvia Haas
Technische Universität München
Institut für Experimentelle Chirurgie
Ismaniger Str. 22
D-81675 München

ISBN-13:978-3-540-61773-0 Springer-Verlag Berlin Heidelberg New York

Die Deutsche Bibliothek – CIP-Einheitsaufnahme

Thromboembolie-Prophylaxe in der inneren und operativen Medizin: mit 25 Tabellen / V. Hach-Wunderle; S. Haas (Hrsg.). –Berlin; Heidelberg; New York; Barcelona; Budapest; Hongkong; London; Mailand; Paris; Santa Clara; Singapur; Tokio: Springer, 1997
ISBN-13:978-3-540-61773-0 e-ISBN-13:978-3-642-60569-7
DOI:10.1007/978-3-642-60569-7
NE: Nach-Wunderle, Viola [Hrsg.]

Typesetting: Michael Kusche, Goldener Schnitt

SPIN: 10537928 – 23/3020 5 4 3 2 1 0 – Gedruckt auf säurefreiem Papier

Vorwort

Die medikamentöse Thromboembolieprophylaxe ist ein fester Bestandteil der operativen und konservativen Medizin. Trotzdem sind noch einige Fragen zur Optimierung dieser präventiven Maßnahme offen. Es ist beispielsweise unklar, wie das individuelle Thromboembolierisiko sich als Summationseffekt aus dem sog. expositionellen, d. h. operations- bzw. krankheitsbedingten Risiko und aus den patientenbezogenen, prädisponierenden Risikofaktoren, wie z. B. Thrombophilie, hormonelle Antikonzeption etc., ergibt.

Eine weitere offene Frage der Thromboembolieprophylaxe in der Inneren und operativen Medizin ist der Stellenwert neuer pharmakologischer Maßnahmen, wie z. B., von niedermolekularen Heparinen oder zukünftig von Hirudin, und wie die Nutzen- Risiko-Abwägung bei einer routinemäßigen Anwendung dieser Medikamente vorgenommen werden kann. In diesem Zusammenhang spielen Blutungskomplikationen und medikamentös induzierte Nebenwirkungen, wie z. B. die Heparin-induzierte Thrombozytopenie, eine besondere Rolle und müssen dem Nutzen einer großzügig indizierten Prophylaxe gegenübergestellt werden. Ein ähnlicher Fragenkatalog ergibt sich bei der primären Prävention thromboembolischer Komplikationen im arteriellen Bereich und im Rahmen der sekundären Prävention von Thromboembolien bei manifesten venösen Thrombosen. Auch hier gilt es, das Risikoprofil verschiedener Patientenpopulationen, zu definieren und Kombinationen von synergistisch wirksamen Pharmaka im Rahmen der arteriellen Thromboembolieprophylaxe sinnvoll einzusetzen.

Bei der sekundären Prävention bzw. der Therapie von Thromboembolien stellt sich die Frage nach der Optimierung der initialen Behandlungsphase und der gesamten Dauer der Antikoagulation in Abhängigkeit von Lokalisation und Ausdehnung der Thrombose.

Die diesjährige Frühjahrstagung der Akademie für ärztliche Fortbildung und Weiterbildung der Landesärztekammer Hessen war diesem umfangreichen Fragenkomplex gewidmet. Es war unser Ziel, Antworten auf diese offenen Fragen zu erarbeiten und dem klinisch tätigen Arzt Entscheidungshilfen für den Alltag zu vermitteln. Wir danken allen Referenten für ihre kompetenten Beiträge und ihre Mühe bei der prompten Verfassung der Manuskripte. Dieser Band wird für die Tagungsteilnehmer eine wertvolle Hilfe bedeuten, Gehörtes nachzulesen. Denjenigen, die nicht teilnehmen konnten, wird er eine aktuelle Informationsquelle bieten. Unser aufrichtiger Dank gilt auch den Firmen Hoechst Pharma Deutschland, Behring Diagnostik und Centeon, ohne deren großzügige Unterstützung die Gestaltung dieses Kongresses und die Herausgabe des Buches nicht möglich gewesen wäre. Unser Dank geht auch an die Akademie für Ärztliche Fortbildung und Weiterbildung der Landesärztekammer Hessen unter der Präsidentschaft von Herrn Prof. Dr. F. Anschütz.

Bad Nauheim/München
im Herbst 1996

Viola Hach-Wunderle
Sylvia Haas

Inhaltsverzeichnis

Teil I
Grundlagen zur Thromboseprophylaxe

Kapitel 1
Heparin und Hirudin –
Unterschiede in der pharmakologischen Wirkung
S. Haas 3

Kapitel 2
Stellenwert der bildgebenden Untersuchungsmethoden hinsichtlich der Wirksamkeit einer primären Prophylaxe
K. Koppenhagen und F. Fobbe 19

Kapitel 3
Primäre Prophylaxe unter Berücksichtigung des individuellen Risikoprofils
I. Scharrer 35

Teil II
Durchführung der Thromboseprophylaxe

Kapitel 4
Primäre Thromboseprophylaxe in der Inneren Medizin
F. Heinrich 49

Kapitel 5
Thromboseprophylaxe in der interventionellen Kardiologie – Ausgewählte Aspekte
C. Bode, T. Nordt, K. Peter 63

Kapitel 6
Perioperative Thromboembolieprophylaxe in der Allgemeinchirurgie
A. Encke 69

Kapitel 7
Primäre Thromboseprophylaxe in der Unfallchirurgie
H.-G. BREYER 77

Teil III
Verschiedene Aspekte der Thromboseprophylaxe

Kapitel 8
Sekundäre Prophylaxe mit Heparinen und oralen Antikoagulanzien bei der Venenthrombose
H. RIESS 87

Kapitel 9
Heparin-induzierte Thrombozytopenie
A. GREINACHER 93

Kapitel 10
Thromboseprophylaxe aus juristischer Sicht. Was ist gesichert – was umstritten?
K. ULSENHEIMER 101

Sachverzeichnis 111

Autorenverzeichnis

BODE, C., Priv.-Doz. Dr. med
Medizinische Klinik III der Universitätsklinik,
Bergheimer Straße 56, D-69115 Heidelberg

BREYER, H. G., Prof. Dr. med.
Abteilung Unfall-Chirurgie, St. Gertrauden-Krankenhaus,
Paretzer Straße 12, D-10713 Berlin

ENCKE, A., Prof. Dr. med.
Klinik für Allgemeinmedizin, J.-W.-Goethe-Universität,
Theodor-Stern-Kai 7, D-60596 Frankfurt am Main

FOBBE, S., Prof. Dr. med.
Abt. f. Radiologische Diagnostik u. Nuklearmedizin,
Universitätsklinikum Benjamin Franklin,
Freie Universität Berlin,
Hindenburgdamm 30, D-12200 Berlin

GREINACHER, A., Prof. Dr. med.
Institut für Immunologie und Transfusionsmedizin,
Ernst-Moritz-Arndt-Universität,
Sauerbruchstraße, D-17487 Greifswald

HAAS, SYLVIA, Prof. Dr. med.
Institut für Experimentelle Chirurgie,
Technische Universität München,
Klinikum rechts der Isar,
Ismaninger Straße 22, D-81675 München

HEINRICH, F., Prof. Dr. med.
Medizinische Klinik,
Krankenhaus Fürst-Stirum-Stiftung,
Gutleutstr. 9–14, D-76646 Bruchsal

KOPPENHAGEN, K., Prof. Dr. med.
Abt. f. Radiologische Diagnostik u. Nuklearmedizin,
Universitätsklinikum Benjamin Franklin,
Freie Universität Berlin,
Hindenburgdamm 30, D-12200 Berlin

Nordt, T., Dr. med
Medizinische Klinik III der Universitätsklinik,
Bergheimer Straße 56, D-69115 Heidelberg

Peter, K., Dr. med.
Medizinische Klinik III der Universitätsklinik,
Bergheimer Straße 56, D-69115 Heidelberg

Riess, H., Prof. Dr. med.
Virchow-Klinikum der Humboldt Universität,
Abt. Innere Medizin,
Augustenburger Platz 1, D-13353 Berlin

Scharrer, Inge, Prof. Dr. med.
Abt. Angiologie der Medizinischen Klinik I
der J.-W.-Goethe-Universität,
Theodor-Stern-Kai 7, D-60596 Frankfurt am Main

Ulsenheimer, K., Prof. Dr. Dr.
Anwaltskanzlei Dr. Weinberg und Partner,
Maximiliansplatz 12/4, D-80333 München

Teil I

Grundlagen zur Thromboseprophylaxe

Kapitel 1

Heparin und Hirudin – Unterschiede in der pharmakologischen Wirkung

S. Haas

Zusammenfassung

Während Heparin seit langem in der Prophylaxe und Therapie von venösen und arteriellen Thrombosen etabliert ist, wird Hirudin, nachdem seine gentechnische Herstellung vor einigen Jahren gelang, für diese Indikationen derzeit klinisch erst erprobt. Da die diesbezügliche Zulassung von Hirudin voraussichtlich jedoch bald erteilt werden wird, ist es klinisch relevant, die Wirkprofile beider Substanzen vergleichend zu betrachten.

Ein wesentlicher Unterschied zwischen Heparin und Hirudin besteht in der Wirkung auf die Blutgerinnung: Während Heparin seine gerinnungshemmende Aktivität indirekt über eine Wirkungsverstärkung von Antithrombin III und Heparin Cofaktor II und eine Freisetzung von tissue factor pathway inhibitor aus dem Endothel entfaltet, wirkt Hirudin direkt über die unmittelbare Hemmung von Thrombin und bedarf keiner körpereigenen Cofaktoren. Im Gegensatz zu Heparin vermag Hirudin nicht nur freies Thrombin, sondern auch das an Fibrin gebundene Thrombin zu inhibieren, und es bleibt abzuwarten, ob sich dieses für die Therapie von Thrombosen vielversprechende Wirkprofil von Hirudin auch in günstigeren klinischen Behandlungsergebnissen niederschlägt. Weitere indirekte Wirkmechanismen von Heparin sind die Stimulierung der Fibrinolyse und die Freisetzung von heparinähnlichen Substanzen (Heparansulfat) aus dem Endothel, auch diese Wirkungen konnten für Hirudin nicht nachgewiesen werden. Heparin wirkt auf Thrombozyten adhäsionsvermindernd und aggregationssteigernd, wobei die letztere Wirkung zur Freisetzung von heparinneutralisierendem Plättchenfaktor 4 führt und als mögliche Ursache der schwerwiegenden Heparin-induzierten Thrombozytopenie Typ II (HIT II) angesehen wird. Hirudin hingegen beeinflußt die Funktion der Thrombozyten nicht und wird daher bei Auftreten einer HIT II unter Heparin als alternatives Antikoagulans empfohlen.

Historische Meilensteine der Heparin- und Hirudinforschung und -anwendung

Im Jahre 1916 entdeckte McLean, daß ein aus Hundeleber gewonnener Gewebsextrakt nicht, wie eigentlich erwartet, prokoagulatorisch sondern antikoagulatorisch wirkt [15, 35]. Erst nach mehr als zwanzig Jahren wurde über die ersten klinischen Anwendungen in Kanada [36] und Schweden 1937 berichtet [7]. Allerdings war die Anfangsphase der Heparinanwendung geprägt vom Auftreten schwerer Nebenwirkungen (wegen der noch unzureichenden Möglichkeiten der

Gewinnung reinen Heparins aus tierischem Ausgangsmaterial, in der Regel Schweinedarmmukosa oder Rinderlunge) sowie von Dosisfindungsproblemen und den damit verbundenen Blutungskomplikationen. Erst mit verbesserten Herstellungsverfahren wurde Heparin auf breiterer Basis eingesetzt.

Der Wirkungsmechanismus blieb lange Zeit unklar. Erst Rosenberg et al. konnten 1973 zeigen, daß Heparin eine indirekt wirkende Substanz ist und seine antikoagulatorische Aktivität über den körpereigenen Inhibitor Antithrombin III (AT III) entfaltet, indem es die Reaktionsgeschwindigkeit dieses Hemmkörpers beschleunigt. [40]. Andersson et al. beschrieben 1976 die Aufspaltung herkömmlichen Heparins in eine Fraktion mit großer Affinität zu AT III und in eine mit geringer Affinität zu AT III [1], und Holmer et al. zeigten 1981, daß für eine AT III-vermittelte Hemmung des Faktors Xa bereits eine Kettenlänge von 8 bis 16 Zuckereinheiten ausreicht, jedoch für die Hemmung von Thrombin eine Sequenz von mindestens 18 Zuckereinheiten benötigt wird [2, 14]. Choay et al fanden 1983, daß mindestens eine Pentasaccharidfolge für die Bindung an AT III notwendig ist [5].

Für den klinischen Einsatz von Heparin zur Prophylaxe von tiefen Venenthrombosen war das Jahr 1986 von Bedeutung, als unfraktioniertes Heparin in niedriger Dosierung (low-dose Heparin) für diese Indikation weltweit anerkannt

Tabelle 1. Geschichtliche Meilensteine der Heparin- und Hirudinforschung

Heparin		Hirudin	
1916	Entdeckung von UFH	1884	Entdeckung von gerinnungshemmender Aktivität im Blutegel
1935	Klinische Anwendung von UFH	1903	Präparation und erste experimentelle Anwendung von Blutegel-Extrakten
1973	Beschreibung des AT III-vermittelten Wirkmechanismus	1955	Erstbeschreibung der spezifischen Thrombinhemmung durch F. Markwardt
1976	Entdeckung von „High affinity“ und „Low affinity“ Heparin	1976	Analyse der Primärstruktur
1981	Korrelation verschiedener Kettenlängen von Saccharidsequenzen und Hemmung verschiedener Gerinnungsfaktoren	1980	Erste experimentelle – pharmakologische Studien der antithrombotischen Wirkung
1983	Charakterisierung eines Pentasaccharids als Baustein von Heparin	1986	Gentechnologische Herstellung von rekombinantem Hirudin
1986	NIH-Konsensus-Konferenz: „UFH Mittel der Wahl zur Prophylaxe postoperativer thromboembolischer Komplikationen“	1987	Klinisch – pharmakologische Studien Phase I und Phase II
1991	Europäische Konsensus – Erklärung „NMH derzeit wirkungvollste Prophylaxe im Hochrisikobereich“	> 1990	Studien mit breitem klinischem Indikationsspektrum

wurde [6]. Im Jahr 1991 wurde dem niedermolekularen Heparin ein besonderer Stellenwert zugewiesen, nachdem die Europäische Konsensus-Erklärung niedermolekulare Heparine als wirkungsvollste Prophylaxe im sogenannten Hochrisikobereich beschrieben hat [8].

Die Entdeckung von Hirudin reicht sogar noch weiter zurück als die von Heparin; bereits 1884 konnte John B. Haycraft zeigen, daß der Blutegel (hirudo medicinalis) eine gerinnungshemmende Substanz enthält [13], und fast zeitgleich mit McLean extrahierten F. Franz und Y. Jacobi diese Substanz aus dem Kopf des Blutegels und nannten sie Hirudin [9, 16]. In den 50-er Jahren gelang es der Arbeitsgruppe von F. Markwardt, den pharmakologischen Wirkmechanismus von Hirudin aufzudecken und die thrombinhemmenden Strukturen chemisch zu charakterisieren [18–27]. Die nachfolgenden Jahre waren von den Bemühungen der Isolierung, Reinigung und Aminosäuren-Sequenzanalyse geprägt [17], bis es in den 70-er Jahren Markwardt und Petersen et al. gelang, die Primärstruktur dieses Thrombininhibitors aufzuzeigen [28, 38]. Die weiteren pharmakologischen Untersuchungen waren durch die mangelnde Verfügbarkeit dieses Hemmkörpers sehr limitiert, trotzdem wurde die Hirudinforschung durch die Arbeitsgruppe von Markwardt et al. intensiv weitergeführt [29–33], bis 1986/87 die gentechnische Herstellung von rekombinantem Hirudin möglich war [3]. Hierdurch war der Weg frei für die ersten klinischen Studien der Phase I und II, die Anfang der 90-er Jahre begonnen werden konnten. Die wichtigsten historischen Meilensteine von Heparin und Hirudin sind in Tabelle 1 zusammengefaßt.

Gerinnungshemmende Wirkung von Heparin und Hirudin

Prinzipiell unterscheiden sich Heparin und Hirudin in ihrer Beeinflussung der Blutgerinnung dadurch, daß Heparin seine gerinnungshemmende Aktivität indirekt entfaltet, während Hirudin direkt über eine unmittelbare Hemmung von Thrombin wirkt und keiner körpereigenen Cofaktoren bedarf. Die Gerinnungshemmung von Heparin beruht auf seiner katalytischen Wirkung bei der Komplexbildung von Antithrombin III (AT III) mit verschiedenen Serinproteasen des Gerinnungssystems, wodurch die enzymatische Aktivität der Gerinnungskaskade reduziert wird. Unter physiologischen Bedingungen wird Thrombin mit geringer Reaktionsgeschwindigkeit in einen stabilen Komplex mit AT III gebunden, in Gegenwart von Heparin wird diese Reaktion jedoch auf das etwa 1.000fache beschleunigt [40]. Dabei reagiert das aktive Zentrum von Thrombin mit der Arginin-Bindungsstelle des Heparin-AT III-Komplexes [11], wobei die 1:1 Stöchiometrie der Enzym-Inhibitor-Reaktion unbeeinflußt bleibt, jedoch wird das Heparin nach Abschluß des Inhibitionsvorgangs wieder aus dem Thrombin-AT III-Komplex freigesetzt und steht somit für weitere Reaktionen zur Verfügung; die Thrombin-AT III-Komplexe werden nach der Abspaltung des Heparins über das retikuloendotheliale System eliminiert. Außer Thrombin werden auch andere aktivierte Gerinnungsfaktoren von AT III und somit in Komplexbildung auch durch Heparin gehemmt, wobei die Inhibitionskinetik unter anderem von der Kettenlänge der Saccharidsequenz des Heparinmoleküls abhängt. Im Hinblick auf die Bindung von Heparin an den AT III-Thrombin-Komplex fand man, daß hierfür eine Kettenlänge von mindestens 16 bis 20 Sacchariden (entsprechend einem Molekulargewicht von etwa 5.000 Dalton) notwendig ist. Sie ist elektrostatischer Natur und korreliert mit der Länge des Heparinmoleküls; je länger die Molekülkette ist, desto besser kann Thrombin am Heparinmolekül entlang in das AT III, welches ebenfalls an das Heparinmolekül gebunden ist, diffundieren. Mit zunehmender Heparinkettenlänge nimmt also die Reaktionsgeschwindigkeit zu, weil die Wahrscheinlichkeit der Interaktion mit Thrombin größer wird. Heparinfragmente mit weniger als 16–20 Monosaccharid-Einheiten pro Molekül sind, auch wenn sie eine für die AT III-Bindung notwendige Pentsaccharidsequenz enthalten, nicht ausreichend für eine Bindung an Thrombin [4, 39].

In der Vorphase des Gerinnungsablaufs erfolgt die Hemmung der Thrombinbildung über den Komplex von AT III und aktiviertem Faktor X (Faktor Xa). Diese Komplexbildung, die zu einem verminderten Angebot von Faktor Xa führt, wird durch Heparin verstärkt, ohne daß AT III mit Faktor Xa eine Bindung eingeht. Für die Bindung an AT III sind nur kleine Heparinfragmente unter der Voraussetzung ausreichend, daß sie die für die Bindung an AT III notwendigen Sequenzen mit hoher Affinität zu AT III enthalten, aber andererseits zu klein sind, um eine Bindung mit Thrombin einzgehen. Mit kurzkettigen Heparinbruchstücken läßt sich also eine selektive Hemmung des Faktors Xa und damit der Bildung von Thrombin erzielen [12]. Heparinmoleküle mit weniger als 16–20 Saccharidfolgen bewirken also vor allem die Inhibition von Faktor Xa (auf die ebenfalls inhibitorische Wirkung auf Faktor XIIa und Plasmakallikrein wird wegen der geringen klinischen Relevanz nicht näher eingegangen), während die Inaktivierung von Thrombin (sowie geringgradig auch der Gerinnungsfaktoren XIa und IXa) durch die längerkettigen Anteile erfolgt. Man kann also auch grob vereinfachend sagen, daß mit steigendem Molekulargewicht die Thrombin-Hemmkapazität von Heparin zu-, jedoch die Faktor Xa-Hemmung abnimmt.

Wie erläutert, kann die antikoagulatorische und antithrombotische Wirkung von Heparinen und insbesondere des niedermolekularen Heparins bereits gut mit ihren Wechselwirkungen mit AT III, Thrombin und dem Gerinnungsfaktor X erklärt werden. Zur Veranschaulichung des exogenen und endogenen Gerinnungsablaufs und verschiedener Aktivierungs- und Rückkopplungsreaktionen sind diese Mechanismen nochmals graphisch in Abbildung 1 und 2 dargestellt.

Wegen der polyanionischen Struktur des Heparinmoleküls mußte man jedoch davon ausgehen, daß neben der beschriebenen ATIII-vermittelten Reaktion Interaktionen mit weiteren Blutbestandteilen wie anderen Proteinen sowie Blutzellen einen regulierenden Einfluß auf die Hämostase und Blutgerinnung haben; einige davon sind vom Molekulargewicht des Heparins abhängig und können einen Beitrag zum besseren Verständnis der prophylaktischen und therapeutischen Wirkungen von Heparin und niedermolekularem Heparin leisten.

Als Proteine mit erwiesenen Heparin-induzierten Wechselwirkungen sind, abgesehen von AT III, Thrombin und Faktor X, hauptsächlich Heparin-Cofaktor II (HCII), tissue factor pathway inhibitor (TFPI), Plättchenfaktor 4, histidinreichens Glykoprotein und Protamin zu nennen. Synoptisch ist zu sagen, daß HC II und TFPI eine wohl auch physiologische gerinnungshemmende Wirkung haben, die durch Heparin weiter verstärkt wird. Die physiologische Rolle von Plättchenfaktor 4 und histidinreichem Glykoprotein ist noch unklar, es kann nur gesagt werden, daß

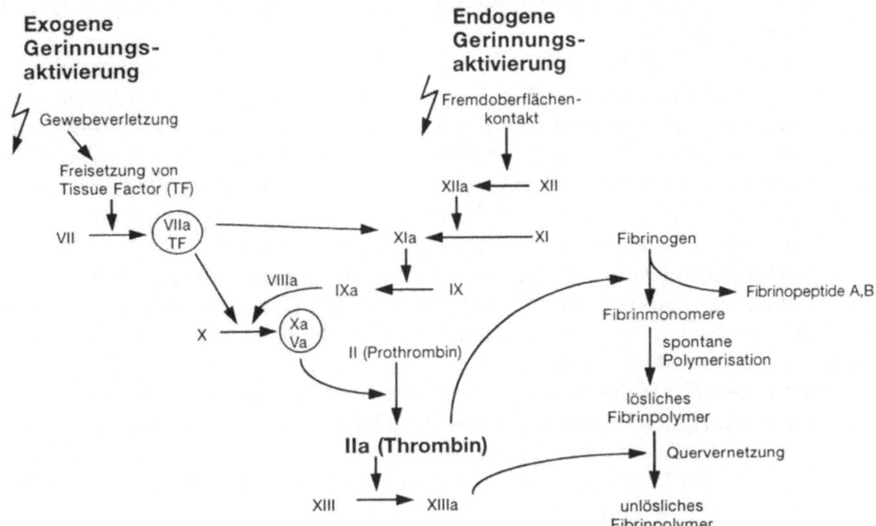

Abb. 1. Vereinfachte Darstellung des Ablaufs der Blutgerinnung

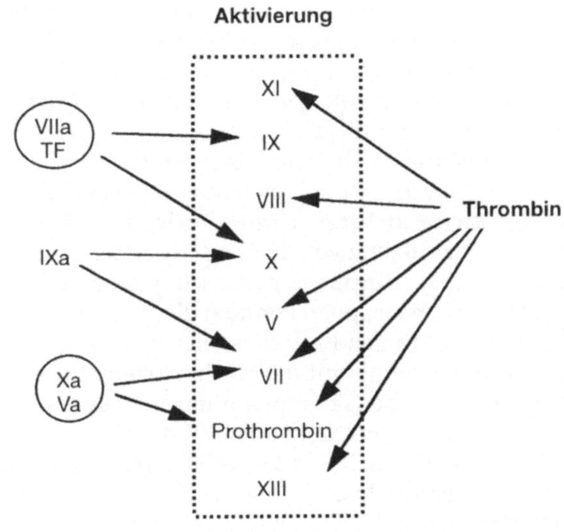

Abb. 2. Aktivierungs- und positive Rückkopplungs-mechanismen verschiedener Gerinnungsfaktoren

durch sie Heparin neutralisiert und damit seine Wirkung gemindert wird. Protamin, das nach bisherigen Erkenntnissen ein körperfremder Eiweißkörper ist, wird als Antidot verwendet.

Es wurde gefunden, daß im Plasma neben ATIII ein weiteres Protein mit thrombinhemmender Wirkung enthalten ist, welches als Heparin-Cofaktor II (HCII) bezeichnet wird. Zwischen diesen beiden Inhibitoren bestehen jedoch folgende wichtige Unterschiede:

Im Gegensatz zu AT III werden durch HC II außer Faktor IIa keine weiteren Serinproteasen des Gerinnungsablaufs gehemmt. Ohne Zugabe von Heparin wird Thrombin durch beide Inhibitoren in gleichem Ausmaß gehemmt, jedoch ist in Abwesenheit von Heparin die Reaktionsgeschwindigkeit von HCII wesentlich weniger erhöht; es ist mindestens die zehnfache Menge von Heparin erforderlich, um den gleichen Effekt wie über AT III zu erzielen.

Auf der anderen Seite ist für die Bindung von Heparin an HC II nicht die für die AT III-Bindung mindestens nötige Pentasaccharidsequenz erforderlich. Es konnte sogar zeigt werden, daß Heparinfraktionen sowohl mit ATIII-„low-affinity" als auch mit AT III-„high-affinity" den gleichen beschleunigenden Effekt auf die HC II-induzierte Thrombinhemmung haben. Es wird vermutet, daß für die Wirkung von Heparin auf den HC II die Ladungsdichte der bestimmende Faktor sein müßte.

Die Molekulargewichtsabhängigkeit der Heparin-induzierten Gerinnungshemmung von HC II ist von mehreren Autoren untersucht worden. Griffith et al. fanden eine mit der Verringerung des Molekulargewichts abnehmende Aktivität von Heparinbruchstücken [11].

Schon im Jahr 1957 wurde die Existenz eines Inhibitors von Gewebsthromboplastin beschrieben, der den Komplex aus Faktor VIIa und Thromboplastin hemmt. Dieser Hemmkörper wurde zunächst „extrinsic pathway inhibitor" genannt, bis zu einem späteren Zeitpunkt gezeigt werden konnte, daß dieser Inhibitor weitgehend mit Lipoproteinen im Plasma identisch ist, welche eine ausschließliche Hemmung von Faktor Xa bewirken. Die damalige Bezeichnung für diesen Hemmkörper war demgemäß „lipoprotein associated coagulation inhibitor" (LACI), während er in der derzeitigen Nomenklatur als tissue factor pathway inhibitor (TFPI) bezeichnet wird [12].

In einer wichtigen Arbeit berichten Sandset et al. über einen Heparin-induzierten Anstieg von TFPI, wobei nach intravenöser Gabe von 7.500 I.E. Heparin eine dreifache Aktivität im Vergleich zum Vorwert gemessen wurde. Sie vermuteten, daß Heparin die Freisetzung von TFPI aus dem Gefäßendothel bewirkt, denn in vitro wurde nach Heparinzugabe nur eine sehr geringe Zunahme der Aktivität gefunden [41]. Andere Arbeitsgruppen konnten diese Vermutung bestätigen und auch nachweisen, daß TFPI in den Endothelzellen synthetisiert wird [43]. In einer vergleichenden Untersuchung mit unfraktioniertem und niedermolekularem Heparin konnten weitere Arbeitsgruppen unter Verwendung eines funktionellen Assays zeigen, daß die Freisetzung von TFPI durch unfraktioniertes Heparin stärker stimulierbar ist als durch niedermolekulares Heparin [12].

Derzeit ist noch nicht endgültig geklärt, inwieweit die Freisetzung von TFPI zur antithrombotischen Wirksamkeit von Heparinen beiträgt, es ist jedoch anzunehmen, daß ihr bei Mangelzuständen von AT III eine besondere Bedeutung zukommt.

Zusätzliche Komponenten der antithrombotischen Wirkung von Heparin sind die Freisetzung körpereigener heparinähnlicher Substanzen aus dem Endothel, wie z. B. Heparansulfat, und die Aktivierung der körpereigenen Fibrinolyse durch Freisetzung von t-PA (tissue plasminogen activator).

Im Gegensatz zum multifaktoriellen Wirkmechanismus von Heparin und niedermolekularem Heparin wird angenommen, daß Hirudin seine antithrombotische und antikoagulatorische Aktivität ausschließlich über eine direkte Hemmung von Thrombin entfaltet. Die wichtigsten Unterschiede von Heparin, niedermolekularem Heparin und Hirudin sind nochmals in Tabelle 2 zusammengefaßt und in Abbildung 3 graphisch dargestellt.

Tabelle 2. Antithrombotische Wirksamkeit von unfraktioniertem und niedermolekularem Heparin und Hirudin

	UFH	NMH	Hirudin
AT III-vermittelte Reaktionen			
– anti Xa-Aktivität	+	++	–
– anti IIa-Aktivität	+	(+)	–
– Thrombinbildungshemmung	+	++	–
– Direkte Thrombinhemmung	–	–	+++
– Wirkung am Endothel	+	+	–
– Freisetzung heparinähnlicher Substanzen aus dem Endothel	+	++	–
– Freisetzung von t-Pa	+	++	–
– Freisetzung von TFPI	+	++	–

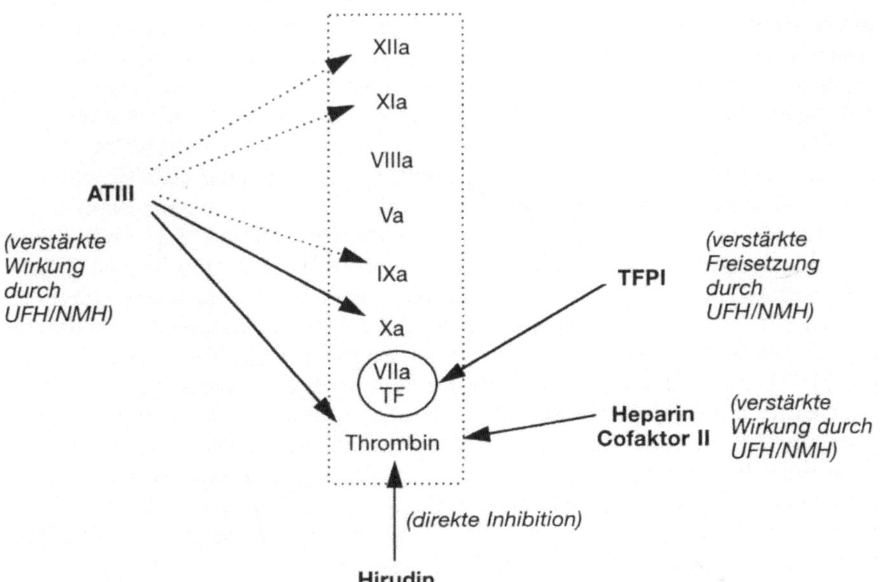

Abb. 3. Inhibition durch Heparin und Hirudin

Wirkung von Heparin und Hirudin auf die Thrombozyten

Es ist schon lange bekannt, daß es Wechselwirkungen zwischen Heparin und Thrombozyten gibt, wobei einerseits ein adhäsionsvermindernder Effekt und andererseits eine aggregationssteigernde Wirkung beschrieben wurde. Die Untersuchungen aus jüngerer Zeit haben schließlich zu einem besseren Verständnis der Vorgänge geführt, die als Ursache für die bei Heparinanwendungen auftretenden Thrombozytopenien angesehen werden. Diese Thrombozytopenien, die im heutigen Sprachgebrauch als Heparin-assoziiert oder -induziert bezeichnet werden, wurden in mehreren Arbeiten beschrieben; sie können nach sowohl intravenöser als auch subkutaner Gabe von Heparin auftreten. Dabei werden zwei Formen unterschieden: die leichte und klinisch unbedeutende Thrombozytopenie, sowie die schwere Thrombozytopenie mit immunallergischer Genese [12].

1. Die leichte Form der Heparin-induzierten Thrombozytopenie (HIT Typ I) ist charakterisiert durch einen mäßigen Abfall der Thrombozytenwerte, der innerhalb von ein bis drei Tagen nach Beginn der Heparintherapie eintritt; die Thrombozytenwerte bleiben dabei meist im unteren Normbereich. Auch unter fortgeführter Heparintherapie normalisieren sich die Thrombozytenzahlen innerhalb weniger Tage. Als wahrscheinlichster Mechanismus wird ein direkt aggregierender Effekt von Heparin auf die Thrombozyten angenommen, wie er auch in vitro mit verschiedenen Heparinpräparationen ausgelöst werden kann. Dieser Effekt ist reversibel und vom Molekulargewicht von Heparin abhängig, wobei die niedermolekularen Anteile (< 6.000 Dalton) keine aggregationssteigernde Wirkung haben.

2. Die Heparin-induzierte Immunthrombozytopenie (HIT Typ II) tritt unabhängig von Geschlecht, Blutgruppe, Alter und Grundkrankheit auf, und ist außerdem unabhängig von der Art des verwendeten Heparinsalzes, der Injektionsart und der Dosis. Heparin aus Rinderlunge hat eine stärkere Wirkung auf die Thrombozyten als Heparin aus Schweinedarm. Der Thrombozytenabfall (auf Werte unter 50.000/ul) tritt 6 bis 25 Tage (Durchschnittlich 10 Tage) nach Beginn der Heparinbehandlung auf. Falls der Patient bereits zu einem früheren Zeitpunkt mit Heparin behandelt worden ist, kann sich die Thrombozytopenie bei erneuter Exposition auch sofort entwickeln. Nach neuesten Erkenntnissen liegen der HIT Typ II komplexe immunologische Vorgänge zugrunde, wobei subkutan oder intravenös verabreichtes Heparin mit frei zirkulierendem Plättchenfaktor 4 (Pf 4) einen Komplex bildet, der immunogen wirkt. Die gebildeten IgG-Antikörper binden an den Heparin-Pf 4-Komplex, und die so gebildeten Immunkomplexe können über ihr Fc-Fragment an spezifische Rezeptoren der Plättchen binden und diese dadurch aktivieren. Die aktivierten Plättchen ihrerseits sezernieren aus ihren Alpha-Granula vermehrt Pf 4, der diesen Kreislauf weiter verstärkt. Überschüssiger Pf 4 kann teilweise durch heparinähnliche Substanzen (z. B. Heparansulfat) neutralisiert werden, die auf den Endotheloberflächen exprimiert werden. Dies stellt wieder ein Ziel für die gebildeten IgG-Antikörper dar, die eine immunologische Gefäßschädigung hervorrufen. Eine Quervernetzung der Immunkomplexe (bestehend aus Plättchen, IgG-Antikörpern, Heparin und Pf 4) an der geschädigten Endothelialschicht können einerseits einen Plättchenabfall (Thrombozytopenie) und andererseits zu arteriellen oder venösen Thrombosen oder disseminierter intravasaler Gerinnung (DIC) führen [10]. Die thrombozytären Effekte von niedermolekularem

Heparin sind hinsichtlich Aggregationssteigerung, Plättchenfaktor 4-Freisetzung und HIT-II-Symptomatik deutlich schwächer als von unfraktioniertem Heparin.

Hirudin hat keinen direkten Effekt auf die Blutplättchen, lediglich eine indirekte Wirkung über Thrombin ist bekannt. So kann z. B. eine Thrombin-induzierte Thrombozytenaggregation durch Hirudin gehemmt werden, was bei allen mit Hyperkoagulabilität einhergehenden Krankheitsheitsbildern eine wichtige Rolle spielen kann. Tabelle 3 zeigt die Gegenüberstellung der thrombozytären Effekte der beiden Antikoagulanzien Heparin und Hirudin.

Tabelle 3. Thrombozytäre Effekte von Heparin und Hirudin

	Heparin	Hirudin
Aggregation	↑	–
Plättchenfaktor 4-Freisetzung	↑	–
Adhäsion	↓	–
HIT-Typ II	↑	–

Experimentelle Vergleichsuntersuchungen von niedermolekularem Heparin und Hirudin zur Abschätzung des Blutungsrisikos

In einer randomisierten Vergleichsuntersuchung haben Matthiasson et al. den Effekt von intravenös verabreichtem Hirudin auf verschiedene Blutungsparameter bei der Ratte untersucht. Hierbei wurde jedoch nur eine Dosierung von Hirudin (2,0 mg/kg) verabreicht und jeweils einer vom Hersteller zur Prophylaxe empfohlenen Dosis verschiedener niedermolekularer Heparine gegenübergestellt, was keine Abschätzung der therapeutischen Breite der entsprechenden Antithrombotika erlaubt. Die Untersuchungen lassen lediglich den Schluß zu, daß eine intravenöse Bolusinjektion von 2,0 mg/kg Hirudin die Rattenschwanz- und Mucosa-Blutungszeit im Vergleich zu vier verschiedenen niedermolekularen Heparinen signifikant verlängert. Auch die Gesamtmenge des Blutverlusts über die Mucosa war in der Hirudin-Gruppe am größten. Die gleichzeitig im Plasma bestimmte anti-Xa- und anti-IIa-Aktivität, sowie die aPTT und Thrombinzeit zeigen, daß die Dosierungen von niedermolekularem Heparin und Hirudin in keiner Weise vergleichbar waren [34]. Weitere Untersuchungen mit verschiedenen Dosierungen sind also notwendig.

Antagonisierung der antikoagulatorischen Wirkung von Heparin und Hirudin

Zur Neutralisierung der Wirkung von Heparin und Hirudin werden Protamine verwendet. Dies sind niedermolekulare Proteine mit einem großen Anteil von Prolin, Arginin und anderen basischen Aminosäuren. Da sie stark basisch sind, können sie über die Sulfatgruppen von Heparin Komplexe bilden und dieses damit neutralisieren; sie werden daher in Form von Protaminchlorid oder -sulfat als

Tabelle 4. Antagonisierung von Heparin und Hirudin

Antagonist	Heparin	Hirudin
Protamin	+++	–
Polylysin	+++	–
Plättchenfaktor 4	+++	–
γ-Thrombin	–	+
Thrombin-α_2Makroglubulinkomplex	–	+
Meizothrombin	–	++
Acetyliertes Thrombin	–	++

Antidot bei Heparin-induzierten Blutungen oder nach Eingriffen unter extrakorporalem Kreislauf verwendet. Protamin vermag auch die Antithrombinwirkung von niedermolekularen Heparinfraktionen zu neutralisieren, jedoch verbleibt auch bei einem 100fachen molaren Überschuß immer noch eine restliche Hemmwirkung von Faktor Xa. Die neutralisierende Wirkung hängt stark vom Molekulargewicht und der Ladungsdichte der verwendeten Fraktionen ab. Neben Protamin haben auch Plättchenfaktor 4 und Polylysin eine antagonisierende Wirkung auf Heparin. Im Gegensatz zur Neutralisierung von Heparin, die im wesentlichen durch die Komplexbildung der sauren Sulfatgruppen mit dem basischen Protaminsalz bewirkt wird, konzentrierten sich die Bemühungen um eine Antagonisierung von Hirudin bisher ausschließlich auf eine Blockade der Thrombinhemmung durch gerinnungsinaktive Formen von Thrombin, wie z. B. γ-Thrombin oder Meizothrombin (vgl. Tabelle 4). Unter klinischen Bedingungen wurden bisher jedoch ausschließlich gerinnungsaktivierende Maßnahmen, wie z. B. Gabe von PPSB-Konzentrate, FEIBA oder rekombinanter Faktor VIIa eingesetzt, wodurch über eine vermehrte intravasale Thrombinbildung ein gesteigerter Verbrauch von überschüssigem Hirudin erreicht werden kann.

Laborüberwachung der Wirkung von Heparin und Hirudin

Für die in der Praxis einsetzbaren Laborwerte wurden sowohl sogenannte funktionelle als auch immunologische Methoden entwickelt. Mit den funktionellen Methoden kann auf die Verfügbarkeit reaktionsfähiger Substrate geschlossen werden, während durch immunologische Verfahren die gesamte Menge z. B. eines Gerinnungsfakors erfaßt wird. Als funktionelle Tests stehen zur Verfügung:

- globale Gerinnungstests: z. B. Messung der aPTT und ACT,
- spezifische Gerinnungstests: z. B. Thrombinzeit, Ecarinzeit, Heptest
  - (Der Heptest nimmt eine Zwitterstellung ein; es wird zwar vorwiegend die anti-Xa-Aktivität im Blut bestimmt, aber auch die Aktivität von TFPI und HC II miterfaßt.),
- chromogene Substrat-Tests: anti-Xa-, bzw. anti-IIa-Bestimmung,
- Tests zur Erfassung der Thrombinbildungshemmung.

Die Vor- bzw. Nachteile der wichtigsten praxisrelevanten Labormethoden sind in Tabelle 5 zusammengefaßt.

Tabelle 5. Vor- und Nachteile verschiedener Labormethoden zur Bestimmung von Heparin und Hirudin

Test	Vorteile	Nachteile
aPTT	- Messungen im Plasma möglich - funktioneller Test - Durchführung einfach - Koagulometer-Test	- Test im niedrigen Dosierbereich sehr unempfindlich - zu geringe Empfindlichkeit für NMH's - Erfassung mehrerer Funktionsabläufe des endogenen Gerinnungssystems - klinische Relevanz fraglich
ACT	- einfacher Vollbluttest - Bedside-Test - Einsetzbarkeit im hohen Dosisbereich von Heparin	- unspezifisch - unempfindlich
Heptest	- Messungen im Plasma möglich - als Kapillarblutmethode verwendbar - funktioneller Test - von der FDA als standardisierte Methode zur Erfassung der Aktivitäten von NMH anerkannt	- klinische Relevanz noch nicht endgültig geklärt - Erfassung mehrerer Funktionsabläufe der Gerinnung (neben Xa-Aktivität auf TFPI- und HC II-Aktivität
Chromogene Substratmethoden	- höchste Spezifität - funktioneller Test in vitro linearer Dosis/Wirkung-Bezug - Standardisierung möglich - biochemisch definiertes Meßprinzip	- Plasmaverdünnungen - klinische Relevanz hinsichtlich Thrombose-Blutung fraglich - Photometer erforderlich - Trotz Standardisierung große Unterschiede von Labor zu Labor
Messungen der Thrombinbildungshemmung	- hohe Sensitivität - funktioneller Test	- klinische Relevanz fraglich - Photometer erforderlich - teuer - aufwendige Methode - Test unbrauchbar im höheren Dosisbereich
Bestimmungen molekularer Marker der aktivierten Gerinnung	- hohe Sensitivität - hohe Spezifität - immunologische Methode - ermöglicht Aussage über Zustände der Thrombophile	- klinische Relevanz fraglich - Photometer erforderlich - teuer - aufwendige Methode
Thrombinzeit	- funktioneller Test - Koagulometer-Test	- Testempfindlichkeit stark von Thrombinkonzentration anbhängig
Ecarinzeit	- funktioneller Test - Koagulometer-Test - lineare Korrelation zur Hirudinkonzentration im Plasma	- fragliche Aussage über physiologischen Gerinnungsablauf - klinische Relevanz fraglich

Wann verwendet man welchen Test?

Wegen der unterschiedlichen Zielparameter der Tests sollte deren Einsatz auf die jeweilige Indikation abgestimmt werden.

Bei der Wahl eines Tests zur Bestimmung der gerinnungshemmenden Wirkung von Heparin und Hirudin und deren Dosisfindung muß man beachten, daß die Meßmethode ausreichende Sensitivität aufweist, für den Routinegebrauch einfach in der Handhabung ist, standardisiert werden kann, und abschätzbar ist, wie das Gerinnungssystem funktionell beeinflußt wird. Für die Kontrolle der gerinnungshemmenden Wirksamkeit von unfraktioniertem Heparin ist die Bestimmung der aPTT die meistverwendete Methode, es muß jedoch erwähnt werden, daß ihre Empfindlichkeit im niedrigen Dosisbereich zu gering, im hohen Dosisbereich aber zu groß ist. Trotz der jahrzehntelangen Erfahrung mit diesem Gerinnungsparameter ist die klinische Relevanz nicht endgültig geklärt, insbesondere ist die Ursache der individuell stark unterschiedlichen Response auf diesen Test unklar; vermutlich sind hierfür die stark variierenden Mengen heparinneutralisierender Substanzen verantwortlich. Auch zur Laborüberwachung einer Gabe von Hirudin wurde bisher häufig die aPTT verwendet, jedoch scheint dieser Test wegen unterschiedlicher Sensitivität verschiedener Reagenzien gegenüber Heparin, einer zu starken Empfindlichkeit im höheren Dosisbereich und einer derzeit noch unklaren klinischen Aussage für ein Monitoring von Hirudin ungeeignet. Auf keinen Fall kann bei numerisch gleichen Werten der aPTT unter einer Therapie mit Heparin oder Hirudin auf eine äquipotente Wirkung bzw. ein gleiches Blutungsrisiko der beiden Substanzen geschlossen werden. Letzteres gilt auch für die activated clotting time (ACT), mit der hohe Dosierungen von Heparin und Hirudin überwacht werden können.

Zum Nachweis von Hirudin im Plasma hat sich die sogenannte Ecarinzeit besser bewährt als die aPTT oder Thrombinzeit. Diese Methode basiert auf einer Interaktion von Hirudin und Meizothrombin, welches als Intermediärprodukt einer Ecarin-induzierten Umwandlung von Prothrombin zu Thrombin entsteht. Im Gegensatz zur physiologischen Prothrombinaktivierung durch den Prothrombinasekomplex bewirkt die Prothrombinaktivierung durch Ecarin vorwiegend die Entstehung von Intermediärprodukten durch eine Spaltung der Arg_{323}-IIa_{324} Peptidbindung, was zu einer Bildung von Meizothrombin führt. Dieses wiederum hat nur eine geringfügige prokoagulatorische Aktivität, jedoch eine ausgeprägte Affinität zu Hirudin. In reziprokem Verhältnis zur Hirudinkonzentration verbleibt eine nicht an Hirudin gebundene Restmenge von Meizothrombin in der Probe, welche konzentrationsabhängig eine Umwandlung von Fibrinogen zu Fibrin bewirkt. Dieser Test zeichnet sich durch eine lineare Dosis-Wirkungsbeziehung von niedrigen und höheren Plasmakonzentrationen von Hirudin aus und kann somit zum Labormonitoring einer Therapie mit diesem Antikoagulans verwendet werden [37].

Für die Überwachung der Wirkung von niedermolekularen Heparinen wird derzeit vor allem der Heptest (bzw. Heptest-Hi für die Erfassung höherer Dosierungen) eingesetzt. Neben seiner guten Sensitivität und Spezifität hat er den besonderen Vorteil, daß er auch mit Kapillarblut durchgeführt werden kann und somit für die Anwendung in der Pädiatrie und im Rahmen der Notfallmedizin besonders geeignet ist. Es ist jedoch dringend erforderlich, Referenzbereiche für die bei den verschiedenen Heparinanwendungen anzustrebenden Werte festzulegen. Gegenüber Hirudin zeigt der Heptest keine Empfindlichkeit.

Auch chromogene Substratmethoden, mit denen man die anti-Xa- und die anti-IIa-Aktivität messen kann, kommen für die Kontrolle von Heparin, niedermolekularen Heparinen und Hirudin in Frage; die klinische Praxis hat jedoch gezeigt, daß sie für den Routineeinsatz zu aufwendig ist.

Ähnlich wie bei der Bestimmung der aPTT beim Einsatz von unfraktioniertem Heparin basiert die Interpretation der anti-Xa-Aktivität von niedermolekularen Heparinen auf klinischen Erfahrungen, weshalb die Höhe der anti-Xa-Aktivität nur als ungefähres Maß für die klinische Wirsamkeit angesehen werden kann. Das gleiche gilt für die Bestimmungen der Wirksamkeit über die Bestimmung der Thrombinbildungshemmung des Quotienten anti-Xa-/anti-IIa-Aktivität sowie der molekularen Marker der aktivierten Gerinnung. Insbesondere bei prophylaktischer Gabe von niedrigen Dosierungen ist kein Test geeignet, die antithrombotische Wirksamkeit von Heparin, niedermolekularem Heparin oder Hirudin labormäßig zu erfassen. Auch für die Abschätzung des Blutungsrisikos sind die derzeit verfügbaren Labortests unbrauchbar. Man weiß zwar aus klinischen Studien und der klinischen Erfahrung, daß ein Zusammenhang zwischen erhöhtem Blutungsrisiko und Verlängerung der aPTT besteht, verläßliche aPTT-Referenzbereiche zur exakten Einschätzung dieses Risikos konnten bisher aber weder für Heparin noch Hirudin angegeben werden.

Gerinnungsunabhängige Wirkungen von Heparin und Hirudin

Neben den eingangs beschriebenen gerinnungshemmenden Wirkungen von Heparin und Hirudin entfalten beide Substanzen eine Vielzahl gerinnungsunabhängiger Effekte. Hierbei wirkt Heparin direkt, d. h. unmittelbar, wobei als wichtigste Effekte zelluläre Wirkungen auf Granulozyten, Lymphozyten und Blutplättchen und bei höheren Dosierungen eine Beeinflussung des Lipidstoffwechsels (Freisetzung von freien Fettsäuren) zu nennen sind. Darüberhinaus vermag Heparin auch das Wachstum glatter Muskelzellen zu hemmen und hat einen Einfluß auf das Komplementsystem, sowie eine Freisetzung von Enzymen. Im Gegensatz hierzu entfaltet Hirudin seine gerinnungsunabhängigen Effekte indirekt, d. h. über die Hemmung aller Thrombin-getriggerten Mechanismen, wie z. B. Thrombin-induzierte Thrombozytenaggregation, Chemotaxis und Zytokinproduktion von Leukozyten, Chemotaxis von Makrophagen, Proliferation und Fibroblasten, Adhäsivität und Metastasierung von Tumorzellen und Modulation von Synthese- und Freisetzungsreaktionen von Endothelzellen. Die klinische Relevanz der gerinnungsunabhängigen Effekte von Heparin und Hirudin sollte in weiteren Studien näher geklärt werden.

Schlußfolgerung

Ein wesentlicher Unterschied zwischen Heparin und Hirudin besteht in der Wirkung auf die Blutgerinnung: Während Heparin seine gerinnungshemmende

Aktivität indirekt über eine Wirkungsverstärung von Antithrombin III und Heparin Cofaktor II und eine Freisetzung von tissue factor pathway inhibitor aus dem Endothel entfaltet, wirkt Hirudin direkt über die unmittelbare Hemmung von Thrombin und bedarf keiner körpereigenen Cofaktoren. Die Beeinflussung der Blutgerinnung durch Heparin erfolgt also multifaktoriell, wogegen Hirudin seine Effekte monospezifisch über Thrombin entfaltet. Im Gegensatz zur indirekt bewirkten antikoagulatorischen Aktivität werden die gerinnungsunabhängigen Effekte von Heparin unmittelbar entfaltet, während Hirudin diesbezüglich nur indirekt über alle Thrombin-getriggerten Mechanismen wirkt. Insbesondere ist in diesem Zusammenhang die fehlende Beeinflussung der Thrombozytenfunktion von Hirudin zu erwähnen, die unter einer Gabe von Heparin stärker ausgeprägt ist, als bis vor kurzem angenommen wurde. Somit steht mit Hirudin ein Alternativ-Antikoagulans zur Verfügung, das bei einer Heparin-induzierter Thrombozytopenie sinnvoll eingesetzt werden kann.

Literatur

1. Andersson LO, Barrowcliffe TW, Holmer E, Johnson EA, Sims GEC (1976) Anticoagulant properties of heparin fractionated by affinity chromatography on matrix-bound antithrombin III and by gel filtration. Thromb Res 9:575–583
2. Andersson LO, Barrowcliffe TW, Holmer E, Johnson EA, Söderstrom G (1979) Molecular weight dependency of the heparin potentiated inhibition of thrombin and activated factor X effect of heparin neutralization in plasma. Thromb Res 15:531–541
3. Bagdy D, Barabas E, Graf L (1973) Large scale preparation of hirudin. Thromb Res 2:229–232
4. Choay J, Lormeau JC, Petitou M, Sinay P, Fareed J (1981) Structural studies on a biologically active hexasaccharide obtained from heparin. Ann NY Acad Sci 370:644–649
5. Choay J, Petitou M, Lormeau JC, Sinay P, Casu B, Gatti G (1983) Structure activity relationships in heparin: a synthetic pentasaccharide with high affinity for antithrombin III and eliciting high anti factor Xa activity. Biochem Biophys Res Commun 116:492–499
6. Consensus conference: Prevention of deep venous thrombosis and pulmonary embolism (1986) JAMA 256:744–749
7. Crafoord C (1937) Preliminary report on postoperative treatment with heparin as a preventive of thrombosis. Acta Chir Scand 79: 407–426
8. European Consensus Statement (1992) Prevention of venous thromboembolism. Internat Angiology 11:151–159
9. Franz F (1904) Über die Blutgerinnung aufhebenden Bestandteil des medizinischen Blutegels. Naunyn Schmiedeberg's Arch Exp Pathol Pharmacol 49:342–357
10. Greinacher A, Eichler P (1995) Die Heparin-assoziierte Thrombozytopenie – Immunologische Aspekte. Hämostaseologie 14:117–121
11. Griffith MJ (1983) Heparin-catalyzed inhibitor/protease reactions: Kinetic evidence for a common mechanism of action of heparin. Proc Natl Acad Sci USA 80:5460–5464
12. Haas S, Haas P(1996) Niedermolekulare Heparine-Die Anwendung in Klinik und Praxis. ZETT-Verlag, Steinen
13. Haycraft JB (1894) Über die Einwirkung eines Sekretes des officinellen Blutegels auf die Gerinnbarkeit des Bluts. Naunyn Schmiedeberg's Arch Exp Pathol Pharmakol 18209–217
14. Holmer E, Kurachi K, Söderström G, (1981) The molecular weight dependency of the rate enhancing effect of heparin on the inhibition of thrombin, factor Xa, IXa, XIa, XIIa and kallikrein by antithrombin. Biochem J 193:395–400

15. Howell W, Holt E (1918) Two new factors on blood coagulation: Heparin and pro-antithrombin. Am J Physiol 48:328–334
16. Jacobi Y (1904) Über Hirudin. Dtsch Med Wschr 30:1786–1787
17. Jutisz M., Charbonnel-Berault A, Marindoli G (1963) Purification de l'hirudine. Bull Coc Chim Biol 45:55–67
18. Markwardt F (1956) Die antagonistische Wirkung des Hirudins gegen Thrombin in vivo. Naturwissenschaften 43:111–112
19. Markwardt F (1956) Untersuchungen über den Mechanismus der blutgerinnungshemmenden Wirkung des Hirudins. Naunyn Schmiedeberg's Arch Exp Pathol Pharmacol 229:389–399
20. Markwardt F (1956) Untersuchungen über Hirudin. Naturwissenschaften 42: 537–538
21. Markwardt F (1957) Bestimmung des Thrombins durch Titration mit Hirudin. Arch Pharmazie 290:280–284
22. Markwardt F (1957) Die Isolierung und chemische Charakterisierung des Hirudins. Hoppe Seylers Z Physiol Chem 308:147–156
23. Markwardt F (1958) Die quantitative Bestimmung des Prothrombins durch Titration mit Hirudin. Naunyn Schmiedeberg's Arch Exp Pathol Pharmacol 232:487–498
24. Markwardt F (1958) Hirudin, der blutgerinnungshemmende Wirkstoff des medizinischen Blutegels. Blut 4:161–170
25. Markwardt F (1958) Versuche zur pharmakologischen Charakterisierung des Hirudins. Naunyn Schmiedeberg's Arch Exp Pathol Pharmacol 234:516–529
26. Markwardt F (1959) Der Hirudintoleranztest. Klin Wchenschr 37:1142–1143
27. Markwardt F (1959) Über den Einfluß des Hirudins auf die Thrombenbildung. Naunyn Schmiedeberg's Arch Exp Pathol Pharmacol 236:286
28. Markwardt F (1970) Hirudin as an inhibitor of thrombin. In: Colowick SP, Kaplan N0 (eds) Methods in enzymology, vol. XIX: Proteolytic enzymes. Academic Press, New York, pp 924–932
29. Markwardt F, Hauptmann J, Nowak G, Klessen C, Walsmann P (1982) Pharmacological studies on the antithrombotic action of hirudin in experimental animals. Thromb Haemost 47:226–229
30. Markwardt F, Schäfer G, Töpfer H, Walsmann P (1967) Die Isolierung des Hirudins aus medizinischen Blutegeln. Pharmazie 22:239–241
31. Markwardt F, Walsmann P (1958) Die Reaktion zwischen Hirudin und Thrombin. Hoppe Seylers Z Physiol Chem 312:85–98
32. Markwardt F, Walsmann P (1967) Reindarstellung Analyse des Thrombin-lnhibitors Hirudin. Hoppe Seylers Z Physiol Che 348:1381–1386
33. Markwardt F, Wentzel G (1961) Die Anwendung der Prothrombinbestimmung mit Hirudin zur Überwachung der Behandlung mit Dicumarolderivaten. Blut 7, 3740
34. Mathiasson SE, Lindblad B, Stjernquist U, Bergqvist D (1995) The haemorrhagic effect of low molecular weight heparins, dermatan sulphate and hirudin. Haemostasis 25:203–211
35. McLean J (1916) The thromboplastic actin of cephalin. Am J Physiol 41:250–257
36. Murray DWG, Jaques LB, Perrett TS, Best CH (1937) Heparin and the thrombosis of veins following injury. Surgery 2:163–187
37. Nowak G, Bucha E (1996) Quantitative determination of hirudin in blood and body fluids. Semin Thromb Hemost 2:197–202
38. Petersen TE, Roberts HR, Sotrup-Jensen L, Magnusson S (1976) Primary structure of hirudin, a thrombin-specific inhibitor. In: Peeters H (ed) Proteins of the Biologic Fluids. Pergamon Press, Oxford, pp 145–149
39. Petitou M, Duchaussoy P, Ledermann I, Choay J, Jacquinet JC, Sinay P, Tarri G (1987) Synthesis of heparin fragments a methyl-pentoside with high affinity for antithrombin III. Carbohydr Res 67:67–75
40. Rosenberg RD, Damus PS (1973) The purification and mechanisms of action of human antithrombin-heparin cofactor. J Biol Chem 248:6490–6505
41. Sandset M, Abildgaard U, Larsen ML (1988) Heparin induces release of extrinsic coagulation pathway inhibitor. Thromb Res 50:803–813

42. Walsmann P, Markwardt F (1985) On the isolation of the thrombin inhibitor hirudin. Thromb Res 40:563–570
43. Warn-Cramer BJ, Almus FE, Rapaport SL (1989) Studies of the factor Xa-dependent inhibitor of factor VIIa/tissue factor (extrinsic pathway inhibitor) from cell supernates of cultured human umbilical vein endothelial cells. Thromb Hemost 61:101–105

Stellenwert der bildgebenden Untersuchungsmethoden hinsichtlich der Wirksamkeit einer primären Prophylaxe

K. Koppenhagen und F. Fobbe

Zusammenfassung

Die Diagnostik der Beinvenenthrombose aufgrund klinischer Zeichen und Symptome ist absolut unzuverlässig, und deshalb muß bei geringstem Verdacht zum Nachweis oder Auschluß eine apparative Diagnostik eingesetzt werden.

Welches der Verfahren zur Diagnostik der Phlebothrombose eingesetzt werden kann, hängt sicherlich entscheidend von der Geräteausstattung des Krankenhauses und der ärztlichen Erfahrung im Umgang mit dem zur Verfügung stehenden diagnostischen System ab. Unter dem Aspekt, daß venöse Thrombosen sehr zahlreich sind und somit eine apparative Diagnostik häufig notwendig wird, muß nicht zuletzt aus Gründen der Strahlenhygiene und in Kenntnis ihrer Leistungsfähigkeit der Sonographie und insbesondere der farbkodierten Duplexsonographie (FKDS) der Vorrang eingeräumt werden.

Die Sonographie und insbesondere die farbkodierte Duplexsonographie ist ein sicheres Verfahren zur Diagnostik der peripheren Venen. Die Untersuchung kann schnell durchgeführt werden, und die Methode ist relativ einfach zu erlernen. Bei allen Patienten mit dem Verdacht auf eine tiefe Venenthrombose ist deshalb die Sonographie die Methode der Wahl. Nur bei unklaren Befunden oder eingeschränkter Beurteilbarkeit ist eine Phlebographie als Ergänzung indiziert.

Radioaktiv markiertes Fibrinogen (125 J-Fibrinogen) ist kommerziell derzeit nicht erhältlich, so daß der über fast 2 Jahrzehnte insbesondere in klinisch-experimentellen Studien angewandte Radiofibrinogentest (RFT) nicht mehr eingesetzt werden kann. Inwieweit andere nuklearmedizinische Verfahren einer in vivo-Markierung des Thrombus, wie z. B. die szintigraphische Darstellung mit Technetium- bzw. Indium-markierten Antikörpern und lamellären Blutbestandteilen, einen zusätzlichen diagnostischen Gewinn erlauben, kann derzeit noch nicht abschließend beurteilt werden. Sie sind mit der Phlebographie und FKDS bisher ungenügend validiert und somit zum gegenwärtigen Zeitpunkt in der Routinediagnostik nicht mit genügender Sicherheit und Erfahrung einsetzbar.

Einleitung

Die klinischen Zeichen bei Patienten mit einer tiefen Venenthrombose können fehlen und/oder sind unspezifisch. In einer kürzlich veröffentlichten Studie hatten weniger als 2 % der Patienten, die nach einem schweren Trauma eine Thrombose entwickelten, hinweisende klinische Zeichen [5]. In einigen Fällen führt erst der Verdacht auf eine Lungenembolie zur Suche nach einer Thrombose. Aus diesen Gründen ist ein diagnostisches Verfahren zur Erfassung der peripheren Venen notwendig, das einfach durchzuführen, kostengünstig und zuverlässig ist, keine Nebenwirkungen aufweist, keine Mitarbeit des Patienten verlangt, eine übersichtliche Dokumentation der Befunde erlaubt sowie möglichst wenige und objektive Beurteilungskriterien verwendet. Eine Reihe von diagnostischen Methoden erlaubt die Beurteilung der peripheren Venen. Die Bewertung dieser Verfahren ist sehr unterschiedlich und hängt unter anderem von örtlichen Gegebenheiten (z. B. Verfügbarkeit der Methode, Erfahrung der Untersucher) ab. Im folgenden soll deshalb versucht werden, die wesentlichen Verfahren vorzustellen und ihren Stellenwert zu besprechen. Abschließend wird eine Empfehlung zum möglichst rationalen Einsatz der diagnostischen Verfahren zum Nachweis einer venösen Thrombose gegeben.

Klinische Diagnostik der venösen Thrombose

Die Diagnostik frischer tiefer Bein- und Beckenvenenthrombosen aufgrund subjektiver Beschwerden oder klinischer Zeichen – wie sie in folgender Übersicht dargestellt werden – ist mit einer hohen Fehlerquote belastet. Etwa 70–80 % aller sich entwickelnden thrombotischen Prozesse verlaufen klinisch still und werden als solche nicht erkannt. Die Ursache liegt in der häufig fehlenden Beeinflussung des venösen Blutflusses insbesondere in den tiefen Wadenvenen begründet, da hier die Venen zumeist doppel- oder mehrläufig angelegt sind und bei regionärer Entstehung der Thrombose keine venöse Abflußbehinderung zu erwarten ist. Oft ist deshalb auch heute noch die lebensbedrohliche Lungenembolie aus vermeint-

Übersicht 1

Anamnese	frühere Venenerkrankungen prädisponierende Faktoren
Inspektion	Schwellung, Zyanose, Hautmerkmale
Palpation	Konsistenzvermehrung, Druckdolenz, Ödem, Überwärmung
Leistenschmerz (Rielander) Kniekehlenschmerz Fußsohlenschmerz:	 spontan – Deneke Plantarflexion – Payr
Warnungsvenen (Pratt) Druckschmerz im Adduktorenkanal Meyersche Druckpunkte Hustenschmerz im Bein (Louvel)	
Wadenschmerz:	Palpation (Tschmarke) Ballotement (Ducuing) Dorsalflexion-Sprunggelenk (Hohmann)
Lowenberg-Test	Blutdruckmanschette Wade bis 80 mmHg aufpumpen, bei Schmerz positiv
Allgemein	Herzfrequenzzunahme (Mahler) subfebrile Temperatur (Michaelis) ansteigende BSG

licher Gesundheit heraus das erste Hinweiszeichen auf eine Becken- oder Beinvenenthrombose.

Die an der Symptomatik und an klinischen Zeichen orientierte Thrombosediagnostik ist absolut unzuverlässig und weder beweisend noch ausschließend. Wichtig ist, daß bei Patienten mit thrombophiler Gefährdung und geringstem Verdacht auf eine Thrombose bzw. Lungenembolie sofort zum Nachweis oder Ausschluß eine weiterführende apparative Diagnostik durchgeführt wird.

Methoden zur Darstellung der peripheren Venen

Direkte Darstellung der Venen

Ultraschall

Unter „Ultraschall" oder „Sonographie" werden diagnostische Verfahren zusammengefaßt, die mit Schallwellen bestimmter Frequenzen arbeiten. Mit der „Dopplersonographie" kann die Blutbewegung erfaßt werden, während mit der „Grauwertsonographie" (auch Echtzeit- oder Real-time-Sonographie genannt) die Gewebemorphologie dargestellt wird. Die Kombination von Dopplersonographie und Grauwertsonographie wird „Duplexsonographie" genannt, die „farbkodierte Duplexsonographie" (FKDS) ist nur eine Weiterentwicklung der Duplexsonographie. Alle genannten Methoden können mit unterschiedlicher Wertigkeit zur Untersuchung der Venen eingesetzt werden.

Grauwertsonographie

In der Grauwertsonographie können normale Venen von der Umgebung als echoarme (dunkle) Strukturen gut abgegrenzt werden. Durch sanften Druck mit dem Schallkopf läßt sich die nicht thrombosierte Vene vollständig komprimieren und ist dann nicht mehr vom umgebenden Fettgewebe zu unterscheiden. Das Kriterium der „Kompressibilität" ist in der Grauwertsonographie das einzige zur Diagnostik einer Thrombose verwendete Merkmal. Eine teilweise oder vollständig thrombosierte Vene kann durch Druck mit dem Schallkopf nur wenig oder gar nicht in ihrer Form verändert werden. Nur zur Altersbestimmung der Thrombose muß ein weiteres Kriterium herangezogen werden: eine frisch thrombosierte Vene (weniger als 10 Tage alt) ist meist sehr weit gestellt und hat einen Durchmesser der mehr als doppelt so groß ist wie der Durchmesser der Begleitarterie. Ältere Thrombosen schrumpfen und der Durchmesser der Vene nimmt wieder ab. Andere Kriterien wie z. B. die Echogenität des Thrombus oder die Abgrenzbarkeit der Venenwand können zur Altersbestimmung nicht herangezogen werden. Als postthrombotische Veränderung ist eine Verdickung der Venenwand (das Lumen ist zu komprimieren aber die Venenwand bleibt sichtbar) zu beurteilen.

Neben den Gefäßen können auch die umgebenden Strukturen direkt beurteilt werden. Eine Einengung des Venenlumens durch Kompression von außen und die jeweilige Ursache (z. B. vergrößerte Lymphknoten, Baker-Zyste, Einblutung in Muskulatur) ist im selben Untersuchungsgang zu erkennen.

Unerwünschte Nebenwirkungen durch den diagnostischen Ultraschall sind nicht bekannt. Sowohl der Druck mit dem Schallkopf als auch die Weichteilkompression mit der Hand müssen sanft und vorsichtig durchgeführt werden, denn durch die Kompression kann sich ein Thrombusteil lösen und embolisieren [18]. Darüber gibt es auch Einzelfallberichte. Die Möglichkeit, durch die Untersuchung eine Lungenembolie auszulösen, sollte dem Untersucher bewußt sein und zu einem vorsichtigen Vorgehen (z. B. Kompression mit langsam zunehmenden Schallkopfdruck) motivieren.

Dopplersonographie

Mit der Dopplersonographie (=CW-Doppler) können die Blutgefäße nicht direkt erfaßt werden. Das Verfahren erlaubt nur den Nachweis einer Bewegung. Damit gehört die Methode zu den in der Diskussion aufgeführten Verfahren. Da es aber zu den Ultraschallverfahren zählt, soll es trotzdem hier besprochen werden.

Mit der Dopplersonographie ist die Erfassung einer Blutbewegung möglich. Da bei diesem Verfahren die reflektierten Schallwellen nur bezüglich einer Frequenz- und Phasenverschiebung ausgewertet werden, ist eine genaue Zuordnung zu einem bestimmten Gefäß nicht möglich. Die Methode kann damit nur eine grobe Orientierung über den Zustand der tiefen Oberschenkel- und Beckenvenen bieten. Werden z. B. am Leistenband regelrechte venöse Flußsignale abgeleitet, so ist nicht sicher zwischen einem rekanalisierten Gefäß, einer groben Kollaterale nach alter Thrombose und einem Normalbefund zu unterscheiden. Fehlen Flußsignale in der Umgebung der Arterie oder lassen sich nur schwache Signale nachweisen, können sowohl ein frischer Verschluß als auch ein postthrombotische Veränderungen vorliegen.

Duplexsonographie

Die Duplexsonographie kombiniert die Möglichkeiten der Grauwert- und der Dopplersonographie: Es werden sowohl Weichteilstrukturen als auch die Blutbewegung erfaßt. Allerdings kann der Blutfluß nur von jeweils einer Stelle im Grauwertbild gemessen werden und die Information über die Blutbewegung wird außerhalb des Grauwertbildes als Kurvenzug abgebildet. Um die Perfusion in einem größeren Gefäßabschnitt vollständig zu erfassen, muß der Meßpunkt durch das im Bild dargestellte Gefäßlumen geführt werden. Dies ist vor allem bei kleineren Gefäßen nur eingeschränkt möglich. Beim Valsalva-Maneuver z. B. ändert sich relativ schnell die Konfiguration der Weichteile am Oberschenkel und damit der Abstand zwischen dem Schallkopf und dem Gefäßlumen. Um die Änderung der Blutströmung aber möglichst kontinuierlich zu erfassen, müßte das Meßvolumen konstant im Gefäß plaziert werden. Dies gelingt aber mit der Duplexsonographie nicht. Das Verfahren hat deshalb für die Untersuchung der peripheren Venen nur einen geringen Stellenwert.

Farbkodierte Duplexsonographie (FKDS)

Die FKDS ist eine Weiterentwicklung der Duplexsonographie: Mit diesem Verfahren werden neben den Weichteilstrukturen simultan die Blutbewegung über einen

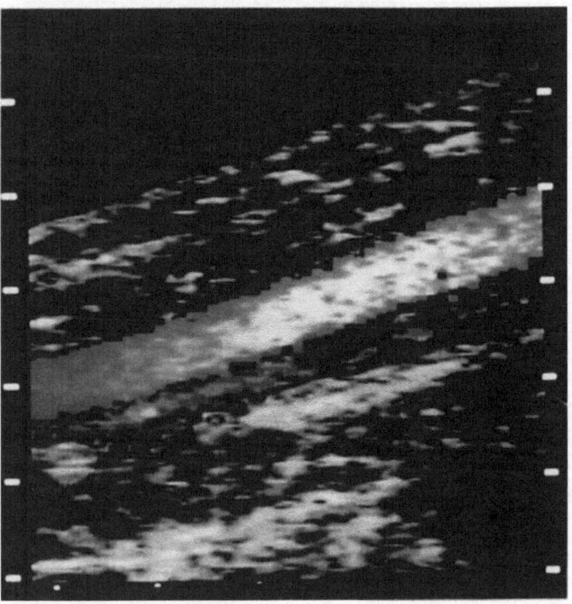

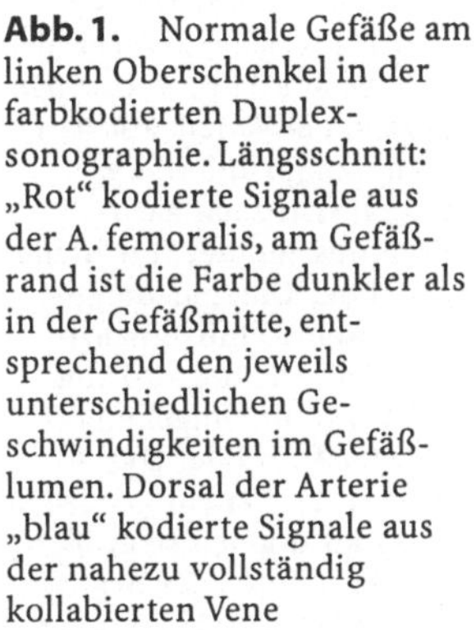

Abb. 1. Normale Gefäße am linken Oberschenkel in der farbkodierten Duplexsonographie. Längsschnitt: „Rot" kodierte Signale aus der A. femoralis, am Gefäßrand ist die Farbe dunkler als in der Gefäßmitte, entsprechend den jeweils unterschiedlichen Geschwindigkeiten im Gefäßlumen. Dorsal der Arterie „blau" kodierte Signale aus der nahezu vollständig kollabierten Vene

größeren Abschnitt bzw. – je nach Gerätetyp – über die gesamte Bildfläche erfaßt. Die Information über die Blutströmung wird dem Grauwertbild farbig unterlegt. Die Farben „Rot" und „Blau" definieren dabei die Richtung der Bewegung (auf den Schallkopf zu oder vom Schallkopf weg), die Helligkeit der Farbe drückt die Höhe der Frequenzverschiebung (= proportional zur Geschwindigkeit) aus (Abb. 1). Ein schneller Blutfluß auf den Schallkopf zu erscheint z. B. in einem hellen „Rot", ein langsamer Fluß vom Schallkopf weg dann in einem dunklen „Blau". Mit der FKDS ist es somit möglich, im Echtzeitbild sowohl die Morphologie als auch den Blutfluß zu beurteilen.

Die Untersuchungstechnik der peripheren Venen mit der FKDS ist ähnlich der bei der Grauwertsonographie. Das Hauptkriterium für die Beurteilung der Venen ist auch bei diesem Verfahren die Kompressibilität. Zusätzlich erfolgt aber noch die Beurteilung des venösen Blutstroms. Im Gegensatz zur Grauwertsonographie kann in der FKDS nicht nur die Aufweitung der Venen, sondern zusätzlich die Änderung der Blutströmung während der verschiedenen Atemphasen beobachtet werden. Damit ist eine sichere indirekte Beurteilung auch der Beckenvenen möglich. Liegt eine Thrombose vor, können mit Hilfe der farbkodierten Flußsignale die blutumspülten Anteile des Thrombus bestimmt werden (Abb. 2a, b und 3). Die Ausdehnung der Thrombose kann genau bestimmt und – z. B. für Verlaufskontrollen unter einer Lysetherapie – die Grenzen auf der Haut markiert werden. Postthrombotische Veränderungen sind, neben der verdickten Venenwand, an den meist in der Umgebung der ursprünglichen Vene verlaufenden Kollateralvenen zu erkennen. Diese Gefäße sind meist relativ klein und nur mit Hilfe der farbkodierten Flußsignale zu erkennen. Das gleiche gilt für in der Folge einer abgelaufenen Thrombose abschnittsweise verschlossene Venen: Kein Nachweis eines Gefäß-

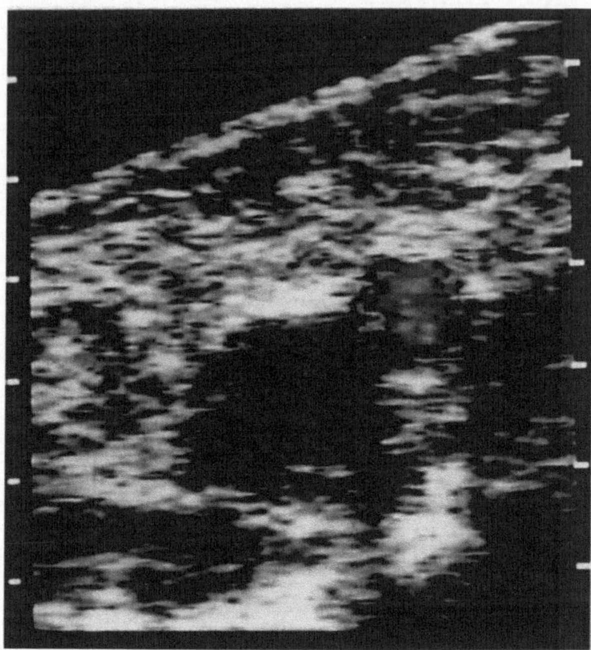

Abb. 2a Thrombosierte Venen im Querschnitt in der FKDS (jeweils am linken Bein); **a** frische, weniger als 10 Tage alte Thrombose: das Lumen der Venen läßt sich nicht komprimieren, es finden sich auch nach Kompression der Weichteile distal der Untersuchungsstelle keine Flußsignale in der Vene, die Begrenzung der Vene zur Umgebung ist unscharf, und der Durchmesser des Venenlumens ist mehr als doppelt so groß wie das Lumen der Begleitarterie (mit „Rot" kodierte Signale)

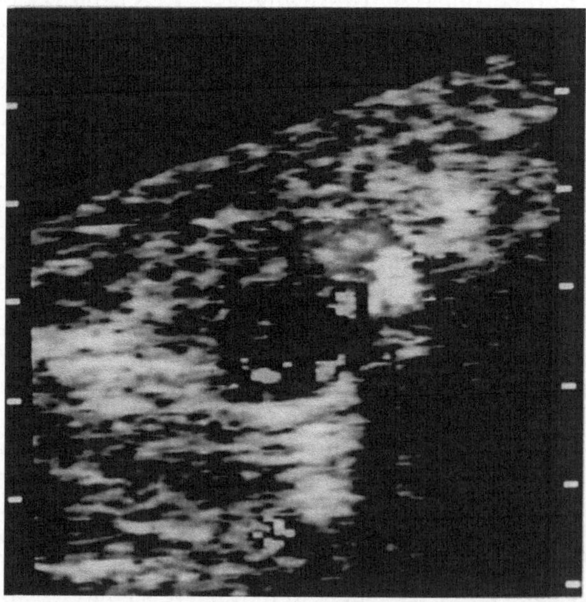

b Ältere (mehr als 10 Tage alte), partiell blutumspülte Thrombose in der FKDS: Homogen echoarme Binnenstruktur des nur gering komprimierbaren Lumens, am dorsolateralen Rand der Vene einzelne Farbpunkte, entsprechend dem dort vorliegenden venösen Blutstrom, das Lumen der Venen entspricht in etwa dem der Begleitarterie

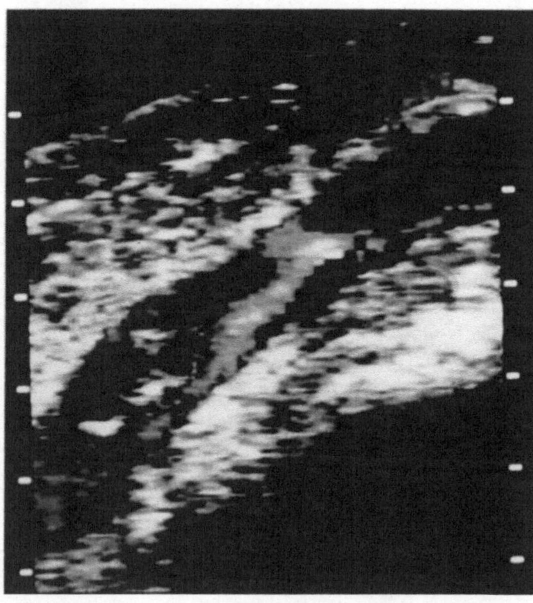

Abb. 3. Partiell blutumspülte Thrombose in der V. poplitea im Längsschnitt in der FKDS: inhomogen hyporeflexive Binnenstruktur des Gefäßlumens, nach Kompression der Weichteile distal der Untersuchungsstelle „blau" kodierte venöse Signale am Gefäßrand

lumens im Grauwertbild und fehlender Nachweis von Farbsignalen nach Kompression der Weichteile distal der Untersuchungsstelle beweisen den alten Verschluß.

Mit der FKDS kann das zu untersuchende Gefäß schnell aufgesucht und verfolgt werden. Die indirekte Beurteilung der Beckenvenen ist möglich. Neben der Diagnose einer Thrombose können die blutumspülten Abschnitte des Thrombus abgegrenzt und postthrombotische Veränderungen erkannt werden [23].

Phlebographie

Die aszendierende Phlebographie der Beinvenen wurde 1972 von Rabinov u. Paulin [20] und 1973 von Hach [9] beschrieben. Seither hat sich die Technik nicht wesentlich geändert, die Unterschiede in der Beschreibung von Hach und der von Rabinov u. Paulin bei der Frage nach einer Thrombose bzw. für den Nachweis der freien Durchgängigkeit des tiefen Venensystems sind nicht wesentlich.

Die normalen tiefen Beinvenen sind nach Kontrastmittelfüllung glatt berandet und homogen mit Kontrastmittel gefüllt. Der Einstrom von nicht kontrastiertem Blut (aus einem Seitenast) kann aber zu Kontrastmittelaussparungen führen. Am Unterschenkel sollen alle drei Venengruppen dargestellt sein. Zusätzlich stellen sich unterschiedlich viele Muskelvenen dar. Wegen der Vielzahl der Unterschenkelvenen kann aber nie mit Sicherheit die Darstellung aller vorhandener Venen angenommen werden. Eine thrombosierte Vene ist entweder gar nicht kontrastiert, oder es findet sich eine umschriebene Kontrastmittelaussparung. Meist liegt eine Kombination beider Befunde vor. Der gesamte Thrombus kann kontrastmittelumspült erscheinen, im Phlebogramm zeigt sich dann eine eisenbahnschienenähnliche Konfiguration

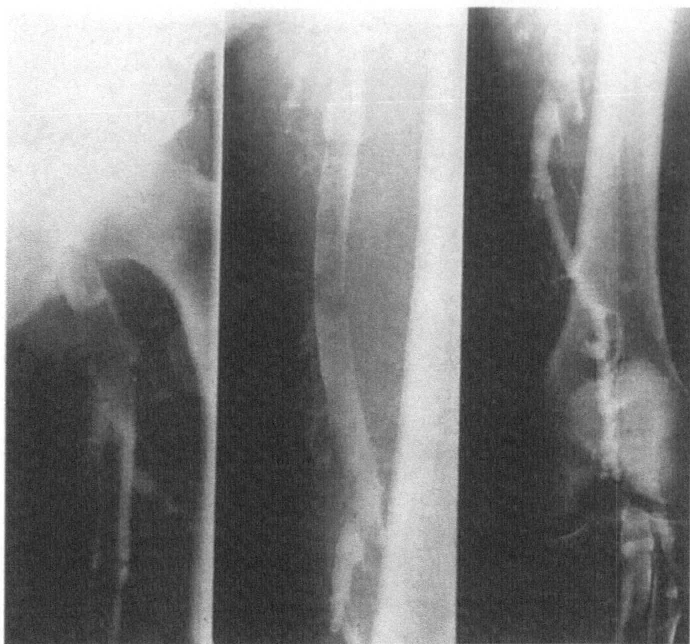

Abb. 4. Kontrastmittelumspülte Thrombose der V. femoralis: Die V. poplitea ist vollständig verschlossen, über Kollateralvenen kontrastiert sich die V. femoralis, das Kontrastmittel umspült dort partiell den Thrombus, und es entsteht ein „Eisenbahnschienen"-ähnliches Bild. Der Thrombus ragt nach kranial bis in die V. femoralis communis

(Abb. 4). Auch kleinere z. B. in den Venenklappen liegende Thromben können durch die Kontrastmittelaussparung erkannt werden. Verschließt der Thrombus das Gefäß vollständig, so sind in der Phlebographie nur Kollateralvenen nachzuweisen. Liegt zusätzlich ein Verschluß der Beckenvenen vor, kann die kraniale Begrenzung der Thrombose nicht sicher dargestellt werden. Das Ausmaß der Kollateralgefäße kann zur Altersbestimmung herangezogen werden: Je ausgedehnter und großvolumiger die Kollateralen sind, desto älter soll die Thrombose sein. Die Umgebung der Venen kann nur indirekt beurteilt werden. Eine großbogige glatt begrenzte Einengung des Gefäßlumens spricht z. B. für eine Kompression von außen. Eine weitere Differenzierung ist aber nicht möglich [17, 20].

Seit der Verwendung der nicht-ionischen Kontrastmittel sind außer den direkten Kontrastmittelunverträglichkeiten keine wesentlichen Komplikationen bekannt. Die in der Literatur beschriebene Induktion einer Thrombose durch das Kontrastmittel selbst, scheint mit den neuen Substanzen nicht mehr aufzutreten. Auch ein Extravasat (durch Perforation der Venen an der Punktionsstelle) wird ohne Folgen resorbiert. Unklar ist, inwieweit die körperliche Anstrengung, die Lagerung und die plötzliche Änderung der Tischposition bei ausgedehnten frischen Thromben nachteilige Folgen hat [15].

Computertomographie

Mit der Computertomographie ist eine Beurteilung der Venen nur nach Kontrastmittelgabe möglich. Das Kontrastmittel wird in eine periphere Vene gegeben, die

Kreislaufzeit wird abgewartet und wenn mit dem rückströmenden Blut die Venen eine Dichteanhebung zeigen, beginnt die Untersuchung. Um die nötige Kontrastanhebung zu erreichen, müssen relativ große Mengen appliziert werden. Aus diesem Gründen kann das Verfahren nur zur Darstellung kleiner Gefäßabchnitte eingesetzt werden. Im wesentlichen wird die Computertomographie zur Beurteilung der Venen des kleinen Beckens, sowie der abdominellen und thorakalen Venen verwandt. Bei einer Thrombose kommt es im Lumen der Vene nicht zu einer Dichteanhebung (im Vergleich zur kontralateralen Vene und zur Umgebung der Vene). Auch bei einem vollständig thrombotisch verschlossenen Gefäß kann mit Hilfe der Kontrastanreicherung in der Venenwand (über die Vasa privata) die Vene von der Umgebung abgegrenzt werden. Der große Vorteil des Verfahrens liegt in der Möglichkeit der Darstellung der Gefäße des kleinen Beckens. Wegen der Darmgasüberlagung ist dieser Bereich dem Ultraschall nur eingeschränkt zugänglich. Neben dem Nachweis der Venen wird auch die Umgebung dargestellt. Damit kann zusätzlich die mögliche Ursache einer Thrombose (z. B. Raumforderung im kleinen Becken mit Kompression der Venen) sicher erkannt werden [1].

Kernspintomographie

Mit der Kernspintomographie können Arterien und Venen ohne Kontrastmittel erfaßt werden. Die Untersuchung ist aber sehr aufwendig, die Darstellung ist mit vielen verschiedenen Sequenzen möglich (mit unterschiedlichen Vor- und Nachteilen), ein standardisiertes Untersuchungsprotokoll liegt z. Z. nicht vor. Zusätzlich beziehen sich die vorliegenden wenigen Studien auf Untersuchungen an kleinen Patientenzahlen (mit geringem Anteil an thrombosierten Venen) [2, 4]. Die bisherigen Erfahrungen zeigen keinen wesentlichen Vorteil im Vergleich zum Ultraschall und zur CT. Als Routinemethode sollte die Kernspintomographie zur Zeit nicht eingesetzt werden.

Indirekte Darstellung der Venen

Eine Reihe von Methoden gestattet die indirekte Darstellung der Venen. Die meisten dieser Verfahren haben bei der Frage nach einer Beinvenenthrombose nur noch historische Bedeutung bzw. werden nur noch dort eingesetzt, wo moderne Methoden nicht verfügbar sind. Alle diese Verfahren geben nur indirekt Auskunft über den Zustand der Venen. Daraus folgt, daß meist eine akzeptable Sensitivität aber eine schlechte Spezifität vorliegt. Ein positiver Befund muß deshalb mit einem bildgebenden Verfahren weiter geklärt werden.

Beim nuklearmedizinischem Nachweis einer Thrombose (vgl. Übersicht 2) wird z. B. radioaktiv markiertes Fibrinogen (Radiofibrinogentest, RFT) intravenös appliziert. Beim Vorliegen einer Thrombose wird der Tracer in den Thrombus eingebaut und die verstärkte Aktivität in diesem Bereich kann mittels Meßdetektoren bestimmt werden. Thrombosen am Unterschenkel sind mit dieser Methode mit hoher Sensitivität zu erfassen, pathologische Befunde im RFT sind im proxima-

Übersicht 2

^{125}J-Fibrinogentest = RFT
^{99m}Tc-MAA-Radionuklidvenographie
^{99m}Tc-markierte Erythrozyten
^{99m}Tc-markierte Streptokinase, -Urokinase
^{99m}Tc-markiertes Plasmin, -Plasminogen
^{111}In-markierte Thrombozyten
^{111}In-markiertes Antifibrinogen

len Bereich des Oberschenkels nur eingeschränkt und in der Beckenregion wegen beeinflussender Blasenaktivität überhaupt nicht zu verwerten.

Inwieweit andere szintigraphische Verfahren, wie z. B. die Darstellung des Thrombus mit Technetium- bzw. Indium-markierten Antikörpern und lamellären Blutbestandteilen einen zusätzlichen diagnostischen Gewinn bringen, kann derzeit noch nicht abschließend bewertet werden. Diese Verfahren sind insbesondere mit der Phlebographie und FKDS bisher ungenügend validiert und somit zum gegenwärtigen Zeitpunkt in der Routinediagnostik nicht mit genügender Sicherheit und Erfahrung einsetzbar.

Mit der Plethysmographie kann das Blutvolumen in den peripheren Venen bestimmt werden. Ein Thrombose führt zu einer Änderung der venösen Kapazität. Am Unterschenkel kann damit eine Thrombose erkannt werden. Am Oberschenkel und im Beckenbereich ist dies noch sehr eingeschränkt möglich. Auch diese Methode ist sehr unspezifisch und wird in Deutschland meist nur für wissenschaftliche Fragestellungen eingesetzt [11].

Die Thermographie erfaßt sehr empfindlich die Wärmeabstrahlung des Körpers („Telethermographie" oder „Kontaktthermographie"). Thrombosen führen zu einer lokalen Erhöhung der Wärmeabstrahlung, die mit diesem Verfahren mit hoher Sensitivität gemessen werden kann. Allerdings führt auch jede Entzündung, jedes Trauma oder Verletzung der Haut zu einer vermehrten Wärmeabstrahlung. Alle positiven Bunde müssen deshalb weiter abgeklärt werden [6].

Mit der CW-Dopplersonographie kann der Blutfluß in den Gefäßen erfaßt werden. Allerdings fehlt die Information über die Morphologie. Das Verfahren kann mit hoher Sensitivität zur Beurteilung der proximalen Oberschenkel und der Beckenvenen eingesetzt werden. Die übrigen Abschnitte der Beinvenen sind nicht ausreichend beurteilbar (siehe auch das Kapitel zur *Dopplersonographie*).

Den indirekten Verfahren ist gemeinsam, daß sie nichtinvasiv in bestimmten Gefäßabschnitten eine Thrombose mit hoher Sensitivität erfassen können. Keines dieser Verfahren kann aber alle relevanten Venen der unteren Extremität darstellen und bei einem positiven Befund ist (wegen der niedrigen Spezifität) eine weitergehende Untersuchung notwendig. Dies schränkt den Wert dieser Methode erheblich ein.

Diskussion

Der Stellenwert eines diagnostischen Verfahrens wird durch eine Reihe von Faktoren festgelegt. Dazu gehören der Vergleich zu anderen Untersuchungsmethoden bezüglich der Sensitivität und Spezifität, des für die spezielle Untersuchung notwendigen Aufwands, der Durchführbarkeit, der Invasivität, der Akzeptanz bei den Patienten, der Abhängigkeit der Untersuchung vom Untersucher, der Art der Dokumentation und nicht zuletzt des Preises. Ein weiterer wichtiger Faktor ist, inwieweit mit der betreffenden Methode alle im Zusammenhang mit der Problemstellung auftretenden Fragen beantwortet werden können (wie häufig müssen andere Methoden zusätzlich durchgeführt werden). Betrachtet man unter diesen Gesichtspunkten die oben beschriebenen Methoden, so zeigen alle Methoden, die das Venensystem nur indirekt darstellen, erhebliche Nachteile. Mit diesen Methoden ist zwar in Teilbereichen des Venensystems eine Beinvenenthrombose mit relativ hoher Sensitivität zu erkennen, die niedrige Spezifität verlangt aber beim Nachweis eines pathologischen Befundes zusätzlich den Einsatz eines direkt bildgebenden Verfahrens. Außerdem können mit diesen Verfahren die Extremitätenvenen jeweils nur teilweise erfaßt werden. Zur Diskussion stehen deshalb nur die Verfahren, die die Venen direkt darstellen. Dazu gehören die bildgebenden sonographischen Verfahren, die Phlebographie sowie die Computertomographie. Der Stellenwert der Kernspintomographie ist z. Z. noch unklar und soll deshalb hier nicht weiter besprochen werden.

Die Methode, mit der sich z. Z. noch jedes diagnostische Verfahren zur Darstellung der Venen messen muß, ist die Phlebographie.

Vergleicht man die sonographischen und phlebographischen Ergebnisse der Untersuchung bezüglich der Frage nach einer Beinvenenthrombose, so findet sich eine hohe Übereinstimmung (Sensitivität 91–96 %) [3, 8, 13, 14, 21, 23]. Da die Sonographie das Gefäßsystem und seine Umgebung anders abbildet als die Phlebographie, sind beim Vergleich der Ergebnisse auch divergente Befunde zu erwarten. Schwächen und Vorzüge beider Verfahren sind ebenfalls unterschiedlich und mit statistischen Begriffen wie Sensitivität und Spezifität nur unzureichend zu erfassen. In Tabelle 1 wird deshalb versucht, diese Unterschiede mit Hilfe eines Punktsystems zu objektivieren. In mehreren der aufgeführten Punkten werden Phlebographie und FKDS gleich oder ähnlich beurteilt. Unterschiede bestehen z. B. bei der Darstellung der Beckenvenen. Während mit der FKDS eine Beurteilung nur indirekt möglich ist, kann mit der Phlebographie zumindest bei älteren und bei partiell das Lumen verschließenden Thrombosen die kraniale Begrenzung des Thrombus erfaßt werden. Bei einem frischen vollständigen Verschluß der Beckenvenen ist dies allerdings auch mit der Phlebographie nicht möglich. Zur Klärung der Frage nach der Ursache der Thrombose im kleinen Becken ist die Computertomographie mit Kontrastmittel die Methode der Wahl. Die Extension des Thrombus in die V. cava kann sonographisch oder mit der CT besser als mit der Phlebographie erfaßt werden.

Die Vv. profundae femores müssen, um in der Phlebographie beurteilt werden zu können, retrograd mit Kontrastmittel gefüllt werden. Dies ist in vielen Fällen bei suffizienten Klappen und fehlender Relaxation der Beinmuskulatur nicht möglich. Mit der FKDS können die kranialen Abschnitte der Profundavenen mit der gleichen Sicherheit wie die anderen Venen des Oberschenkels beurteilt werden.

Kontrovers wird die Bedeutung der Methoden bei der Beurteilung der Unterschenkelvenen diskutiert. Bis vor wenigen Jahren wurde mehrheitlich die Ansicht vertreten, daß wegen der Vielzahl und der Varianz der Venen am Unterschenkel sonographisch eine vollständige Erfassung nicht möglich sei und deshalb auch eine

Tabelle 1. Bewertung von Phlebographie und FKDS für die bei der Untersuchung der Beinvenen auftretenden Fragen. Je mehr Kreuze für das jeweilige Stichwort vergeben werden, um so günstiger wird das Verfahren bewertet (Nach [10])

	Phlebographie	FKDS
Beckenvenen	++	+
V. femoralis	+++	+++
Profundavenen	+	+++
V. poplitea	+++	+++
Unterschenkelvenen	++	++
Durchgängigkeit	+++	+++
Wandveränderungen	++	+++
Vene vollständig/partiell verschlossen	++	+++
Ausdehnung des Thrombus	++	+++
Altersbestimmung der Thrombose	+	+++
Kollateralen	+++	++
Umgebung der Venen	+	+++
Venenklappen	+++	+
Ödem, Hämatom, Hautdefekt, post-Op.	+++	+
Weichteilverkalkungen	++	+
Dokumentation	+++	+
Untersucherabhängigkeit	++	+
Mitarbeit des Patienten	+	+++
Nebenwirkungen	+	+++
Kosten	+	+++
Aufwand, Zeit	+	+++

Thrombose mit dieser Methode nicht auszuschließen sei. Bei allen symptomatischen Patienten und frei durchgängigen Venen des Knies und des Oberschenkels führt die fehlende Aussage über die Unterschenkelvenen zwangsläufig zu der Forderung nach einer ergänzenden Phlebographie. Damit wird aber der Wert der Sonographie erheblich eingeschränkt. Erst die Erfahrung, daß es nicht notwendig ist, alle vorhandenen tiefen Venen des Unterschenkels darzustellen, sondern nur nach thrombosierten Venen zu suchen, brachte die entscheidende Veränderung. Mit dieser Prämisse kann im Vergleich zur Phlebographie eine isolierte Thrombose auch der Venen des Unterschenkels mit hinreichender Sicherheit erkannt werden. In diesem Zusammenhang ist zu bemerken, daß auch mit der Phlebographie eine vollständige Erfassung aller tiefen Unterschenkelvenen nicht möglich ist. Thrombosen insbesondere kleinerer Venen, die das Gefäß vollständig verschließen, können wegen der dann nicht nachzuweisenden Kontrastmittelaussparung mit der Phlebographie übersehen werden. Nach unserer Erfahrung kann mit der Sonographie mit hinreichender Sicherheit in der Mehrzahl der Fälle eine Thrombosierung an den tiefen Bein- und Beckenvenen erkannt werden [13, 19, 23, 24].

Neben der Diagnose einer Thrombose ist die Frage nach dem Alter der Thromben für die optimale Therapie von entscheidender Bedeutung. Klinik und Anamnese sind nur eingeschränkt zu verwerten. In der Phlebographie kann das Ausmaß der Kollateralen und das Erscheinungsbild des Thrombus selbst zur Altersbestimmung herangezogen werden. Allerdings sind diese Veränderungen insbesondere bei einer Rezidivthrombose wenig zuverlässig. Mit Hilfe des sonographisch einfach zu bestimmenden Durchmessers der thrombosierten Vene ist unter Einbeziehung von Anamnese und Klinik in den meisten Fällen eine zuverlässige Aussage über das Alter der Thrombose möglich. Dies gilt für die Beinvenen ab einschließlich V. poplitea nach kranial. Ob mit Hilfe des Gefäßdurchmessers auch eine Altersbestimmung an den Unterschenkelvenen möglich ist, wurde bisher nicht untersucht [23]. Bei Patienten mit Rezidivthrombose kann es (wie bei der Phlebographie) zu Fehlbestimmungen kommen. Die postentzündlich verdickte Wand der Vene ist relativ fest und kann durch die erneute Thrombose nur wenig erweitert werden. Für die Altersbestimmung entscheidend ist, das gesamte Beinvenensystem zu untersuchen und für die Altersbestimmung den Abschnitt heranzuziehen, der den größten Durchmesser aufweist. Zeigen sich unterschiedliche Durchmesser des Venenlumens, so muß an eine Rezidivthrombose gedacht werden. Insgesamt ist aber daran zu denken, daß auch der Durchmesser der thrombosierten Vene nur einen Anhalt bezüglich des Alters gibt und bei der Festlegung des Alters (zur Entscheidung welche Therapie) alle verfügbaren anamnestischen und klinischen Informationen mit berücksichtigt werden müssen [23].

Bei Patienten mit ausgeprägten Ödemen, Hämatomen, Weichteilverkalkungen und/oder unzureichendem Schallfenster wegen einer frischen Operationswunde oder eines Hautdefektes, sind mit der Sonographie nur eingeschränkte Ergebnisse zu erwarten. Trotzdem kann immer versucht werden, mit Hilfe der FKDS die aktuelle Frage zu beantworten. Da die Untersuchung den Patienten nur wenig belästigt, sie schnell und mit geringen Kosten und auch bei nicht kooperationsfähigen Patienten durchzuführen ist, erscheint dies gerechtfertigt. Bei unbefriedigendem Ergebnis kann dann eine Phlebographie angeschlossen werden.

Schwerwiegende Nachteile der Ultraschalldiagnostik im Vergleich zur Phlebographie sind die Befunddokumentation und die starke Abhängigkeit vom Untersucher. Während mit der bei der Phlebographie üblichen Dokumentation eine übersichtliche und großflächige Darstellung der Venen möglich ist, liefert der Ultraschall nur Querschnitte bzw. kurzstreckige Gefäßabschnitte. Eine örtliche Zuordnung ist an Hand dieser Aufnahmen nicht oder nur eingeschränkt möglich. Zusätzlich ist die Qualität der Untersuchung über die Dokumentation nicht zu überprüfen. Als Lösung bietet sich eine enge Zusammenarbeit zwischen den beteiligten Disziplinen an. In Zweifelsfällen kann die Untersuchung jederzeit eventuell auch am Krankenbett wiederholt werden. Die Abhängigkeit vom Untersucher und die vergleichsweise ungünstige Dokumentation sind auch die Ursachen der unterschiedlichen Bewertung des Ultraschalls. In den Ländern, in denen die Untersuchung vom Hilfspersonal durchgeführt wird und die Befundung anschließend an Hand der Dokumentation erfolgt, ist die Bewertung schlechter [22] als in den Ländern, in denen die Ärzte die Untersuchung ausführen [23]. Nach unserer Ansicht kann bei einer Ultraschalluntersuchung die Diagnose nur während der Untersuchung gestellt werden. Zur Beurteilung eines Krankheitsbildes gehört aber – neben Kenntnissen über die Untersuchungstechnik – die weitergehende Pathologie, die mögliche Therapie und alternative Untersuchungsmethoden. Diese Kenntnisse sind bei Ärzten eher zu erwarten als beim Hilfspersonal. Die Untersuchung sollte deshalb von Ärzten durchgeführt und sofort beurteilt werden.

Alle bisher aufgeführten Punkte treffen im wesentlichen auch für die Untersuchung der Venen der oberen Extremität und des Halses zu. Es liegen wegen des selteneren Vorkommens von Thrombosen in diesen Venen nur wenige vergleichende Studien vor, deren Ergebnisse sich aber mit den Erfahrungen an den Gefäßen der unteren Extremität decken.

Ein wichtiger Punkt in der Diskussion ist die Frage, welche Vorteile die Farbkodierung im Vergleich zur Grauwertsonographie bringt. Dieser Punkt ist besonders wichtig, da Grauwert-Ultraschallgeräte weit verbreitet sind, dagegen Geräte mit der Möglichkeit der farbkodierten Erfassung der Blutbewegung (wegen des relativ hohen Anschaffungspreises) bisher nicht so häufig zu finden sind. Das Kriterium der Kompression der Vene kann auch mit einem normalen Grauwertgerät angewandt werden. Damit ist auch die Diagnostik einer Thrombose möglich, und auf eine Phlebographie kann in vielen Fällen verzichtet werden. Die Basis der Untersuchung mit der FKDS ist gleichfalls die Kompression des Venenlumens. Auf diese Kompression kann keinesfalls verzichtet werden. Nur die Beurteilung der farbkodierten Signale und die Suche nach Arealen ohne Blutbewegung ist entgegen einzelner Berichte [16] nicht ausreichend, um eine Thrombose mit hinreichender Sicherheit auszuschließen. Neben der direkten Darstellung der Beinvenen bietet die FKDS darüber hinaus die Möglichkeit der indirekten Beurteilung der Beckenvenen und wegen Überlagerung nicht einsehbarer Gefäßabschnitte. Nur mit Hilfe der Farbkodierung ist die genaue Beschreibung der blutumflossenen Anteile des Thrombus und die sichere Erkennung von postthrombotischen Veränderungen möglich. Zusätzlich wird über die Signale aus der Begleitarterie das Aufsuchen und Verfolgen der Venen wesentlich vereinfacht und die Untersuchungszeit verkürzt. Damit kann die FKDS in einem größeren Ausmaß aufwendigere Untersuchungen ersetzen.

Die Sonographie und insbesondere die farbkodierte Duplexsonographie ist ein sicheres Verfahren zur Diagnostik der peripheren Venen. Die Untersuchung kann schnell durchgeführt werden und die Methode ist relativ einfach zu erlernen.

Unter Berücksichtigung der diskutierten Faktoren, ist bei Patienten mit dem Verdacht auf eine tiefe Venenthrombose die Sonographie als die Methode der Wahl zu beurteilen. Sofern verfügbar, sollte die Untersuchung mit einem FKDS-Gerät erfolgen, da die zusätzliche Information über den Blutfluß bei einem Großteil der Patienten weitergehende Untersuchungen erübrigt. Die Phlebographie kann als Ergänzung bei eingeschränkter Beurteilbarkeit an den Beinvenen eingesetzt werden. Zur Darstellung der Beckenvenen bei unklaren Befunden sollte eine Computertomographie durchgeführt werden.

Literatur

1. Bauer AR, Flynn RR (1988) Computed tomography diagnosis of venous thrombosis of the extremities and pelvis with contrast material. Surg Gynec Obstet 167:12–15
2. Carpenter JP, Holland GA, Baum RA, Owen RS, Carpenter JT, Cope C (1993) Magnetic resonance venography for the detection of deep venous thrombosis: comparison with contrast venography and duplex ultrasonography. J Vasc Surg 18:734–741

3. Elias A, Le Corff G, Bouvier JL, Benichou M, Serradimigni A (1987) Value of real-time-B-mode ultrasound imaging in the diagnosis of deep vein thrombosis of the lower limbs. Intern Angio 6:175–182
4. Evans AJ, Sostman HD, Knelson MH, Spritzer CE, Newman GE, Paine SS, Beam CA (1993) Detection of deep venous thrombosis: prospective comparison of MR imaging with contrast venography. AJR 161:131–139
5. Geerts WH, Karen KI, Jay RM, Chen E, Szalai JP (1994) A prospective study of venous thromboembolism after major trauma. N Engl J Med 331:1601–1606
6. Fobbe F, Felsenberg D, Laaß C, Sörensen R (1988) Tele-Thermographie bei der Diagnostik tiefer Beinvenenthrombosen. Fortschr Röntgenstr 149:31–34
8. Habscheid W (1991) Die bildgebende Sonographie in der Diagnostik der tiefen Beinvenenthrombose. Schattauer, Stuttgart
9. Hach W (1985) Phlebographie der Bein- und Beckenvenen. 3. Aufl, Schnetztor-Verlag, Konstanz
10. Hull R, Hirsh J, Sackett D et al. (1981) Clinical validity of a negative venogram in patients with clinically suspected venous thrombosis. Circulation 64:622–625
11. Kappert A (1987) Lehrbuch und Atlas der Angiologie. Huber Verlag, Bern
12. Koppenhagen K, Häring R (1992) Stationäre und ambulante Thromboembolie-Prophylaxe. Mitteilungen der Deutschen Gesellschaft für Chirurgie, Heft 4
13. Krings W, Adolph J, Diederich S, Urhahne S, Vassallo P, Peters PE (1990) Diagnostik der tiefen Becken- und Beinvenenthrombose mit hochauflösender real-time und CW-Doppler-Sonographie. Radiologe 30:525–531
14. Lensing AWA, Prandoni P, Brandjes D et al. (1989) Detection of deep-vein thrombosis by real-time B-mode ultrasound. N Engl J Med 320:342–345
15. Lensing AWA, Prandoni P, Büller HR, Casara D, Cogo A, ten Cate JW (1990) Lower extremity venography with Iohexol: results and complications. Radiology 177:503–505
16. Lewis BD, James EM, Welch TJ, Joyce JW, Hallet JW, Weaver AL (1994) Diagnosis of acute deep venous thrombosis of the lower extremities: prospective evaluation of color Doppler flow imaging versus venography. Radiology 192:651–655
17. May R, Nißl R (1965) Zur Symptomatik der frischen Thrombose der tiefen Beinvenen. Fortschr Röntgenstr 107:262–270
18. Perlin SJ (1992) Pulmonary embolism during compression US of the lower extremity. Radiology 184:165–166
19. Polak JF, Culter SS, O'Larry DH (1989) Deep veins of the calf: assessment with color doppler flow imaging. Radiology 171:481–485
20. Rabinov K, Paulin S (1972) Roentgendiagnosis of venous thrombosis in the leg. Arch Surg 104:134–144
21. Rose SC, Zwiebel WJ, Nelson BD et al. (1990) Symptomatic lower extremity deep venous thrombosis: accuracy, limitations, and role of color duplex flow imaging in diagnosis. Radiology 175:639–644
22. Weinman EE, Salzman EW (1994) Deep-vein thrombosis. N Engl J Med 331:1630–1641
23. Wolf K-J, Fobbe F (Hrsg) (1993) Farbkodierte Duplexsonographie. Thieme Verlag, Stuttgart
24. Yucel EK, Fisher JS, Egglin TK, Geller SC, Waltman AC (1991) Isolated calf venous thrombosis: diagnosis with compression US. Radiology 179:443–446

Kapitel 3

Primäre Prophylaxe unter Berücksichtigung des individuellen Risikoprofils

I. Scharrer

Zusammenfassung

Trotz intensiver prophylaktischer Maßnahmen nehmen thromboembolische Erkrankungen infolge der Verlängerung der Lebenserwartung, einer Erweiterung der Indikation zu operativen Eingriffen und eines Anstiegs intensiv konservativer Therapiemaßnahmen ständig zu. Die Zahl der Thrombosekranken wächst weiterhin aufgrund der Zunahme schädlicher Verhaltensweisen, wie Übergewicht, mangelndes sportliches Training, vitaminarme Ernährung, Nikotinabusus und ungezielte Hormonmedikation. Daher ist es von großer Bedeutung, sowohl erbliche als auch erworbene Risikofaktoren zu erkennen, mit dem Ziel, ein individuelles Risikoprofil in gewissen Situationen aufzustellen, um eine individuelle Thromboseprophylaxe zu ermöglichen. Die Erkennung des individuellen Risikoprofils ist die Voraussetzung für eine gezielte primäre Prophylaxe.

Auch heute noch können alle Risikofaktoren dem bekannten Virchow'schen Trias zugeordnet werden: Stauung, Endothelschaden und thrombogene Blutveränderungen der Thrombophilie.

Unter Thrombophilie versteht man angeborene oder erworbene Veränderungen der Gerinnung oder Fibrinolyse, die mit einer erhöhten Thromboseneigung einhergehen. Das derzeit mögliche Thrombophilie-Screening läßt sich folgendermaßen darstellen:

- APC-Resistance/ F.V Genanalyse
- Hyperhomocysteinämie
- Antithrombin III (AT III)
- Protein S
- Protein C
- Faktor XII
- Heparin Cofaktor II
- Histidine Rich Glycoprotein (HRG)
- Plasminogen
- Gewebe-Plasminogen-Aktivator (t-PA)
- Plasminogen-Aktivator-Inhibitor (PAI)
- Fibrinogen
- Lupus-Antikoagulantien

Nach der Häufigkeit steht an erster Stelle die APC-Resistenz, gefolgt von der Hyperhomocysteinämie, einem noch weniger bekannten Risikofaktor auf dem venösen Sektor.

Im Unterschied dazu sind folgende prädisponierende erworbene Risikofaktoren zu nennen:

- Alter > 40 Jahre
- Operationen, Trauma
- Immobilisation
- Tumoren
- Gravidität und postpartale Phase
- Ovulationshemmer
- Übergewicht
- Nephrotisches Syndrom
- Lupus-Antikoagulantien

Hereditäre Faktoren, die, wie verschiedene Studien zeigen, mit einer Thrombogenese nachweislich verbunden sind, sind die verminderte APC-Resistenz, der AT III-, der Protein C-, der Protein S-Mangel und die Dysfibrinogenämie. Weiterhin wurden seltene Mängel und Defekte beschrieben, die ebenfalls mit einer Thrombogenese assoziiert sind, für die jedoch größere klinische Studien noch fehlen, wie z. B. Plasminogen-Mangel, Heparin Cofaktor-Mangel, Erhöhung des HRG (Histindine Rich Glycoprotein), Defekte der t-PA-Freisetzung, Erhöhung des Plasminogen, Aktivator Inhibitor 1 (PAI-1) und Erhöhung des Faktor-VIII-Spiegels.

Die Prävalenz der Inhibitoren im Thrombosekollektiv, wie sie in verschiedenen Studien nachgewiesen wurde, ist in Übersicht 1 dargestellt. Die Gesamtprävalenz von AT III, Protein C (PC) und Protein S (PS) reicht von 3 bis 16 %.

Übersicht 1. Prävalenz der AT III-, PC-, PS- und der APC-Resistenz-Defekte im Normalkollektiv

AT III:	1: 400 – 1:5000
PC:	1: 300
PS	1:16000
APC-Res.:	5–7 %

Übersicht 1 zeigt das Vorkommen der Inhibitoren im Normalkollektiv. Auffällig ist die hohe Prävalenz von APC-Resistenz-Mängeln, im Normalkollektiv 5 bis 7 %, dagegen im Thrombosekollektiv bis zu 20 bis 25 %. Es muß betont werden, daß bei Prävalenzstudien auf strenge Vergleichbarkeit bezüglich der Patientenzahl, des

Tabelle 1. Prävalenz der Inhibitormängel bei Patienten mit Venenthrombosen

Autoren	ATIII (%)	PC (%)	PS (%)	Gesamt (%)
Gladson et al. 88 [8]	3.0	4.0	5.0	12.0
Conard et al. 88 [6]	4.3	7.8	1.8	14.0
Pabinger et al. 88 [16]	1.8	1.0	0.5	3.0
Ben-Tal et al. 89 [2]	7.5	5.6	2.8	16.0
Heijboer et al. 90 [10]	1.1	3.2	2.2	6.5
Hach-Wunderle et al. 91 [9]	2.0	3.3	2.6	7.9

Lebensalters, dem Zeitpunkt der Abklärung und der Art der Diagnose der Thrombose geachtet werden muß.

Bei der Risikoabschätzung mit Hilfe der Odds ratio fanden wir bei der Hyperhomocysteinämie für Männer Daten von 8,6 und für Frauen von 2,8. Diese Daten entsprechen den Ergebnissen von den Heijer [11] und von der Wiener Gruppe, die 1996 bei der GTH in Interlaken von I. Pabinger vorgestellt wurden [16].

Unser Kollektiv umfaßte 38 Männer und 75 Frauen mit juveniler Thromboembolie. Um die Hyperhomocysteinämie als unabhängigen Risikofaktor beschreiben zu können, haben wir alle bekannten angeborenen und erworbenen thrombosebegünstigenden Risikofaktoren ausgeschlossen. Zu diesen Daten vergleichbare Odds ratios wurden in der LETS-Studie für APC-Resistenz [5–10], Protein C- [3, 8–9, 2], AT III- (5,0) und Protein S-Mangel [1, 7] veröffentlicht [13].

Die Abbildungen 1 und 2 [12] demonstrieren Kaplan Mayer-Kurven für AT III- und Protein C-Mangel-Patienten. Sie zeigen die thrombosefreie Überlebenszeit und demonstrieren, daß über 50 % der Personen mit diesen Defekten ihre Thrombosen zwischen dem 15. und 40. Lebensjahr entwickeln. Das gleiche gilt auch für Protein S-Mangel-Patienten. Tabelle 2 zeigt die Prävalenz von Thrombosen bei betroffenen und nicht betroffenen Familienmitgliedern aus AT III, Protein C, Protein S und Dysfibrinogenämie-Familien. Es ergibt sich eine signifikante Odds ratio.

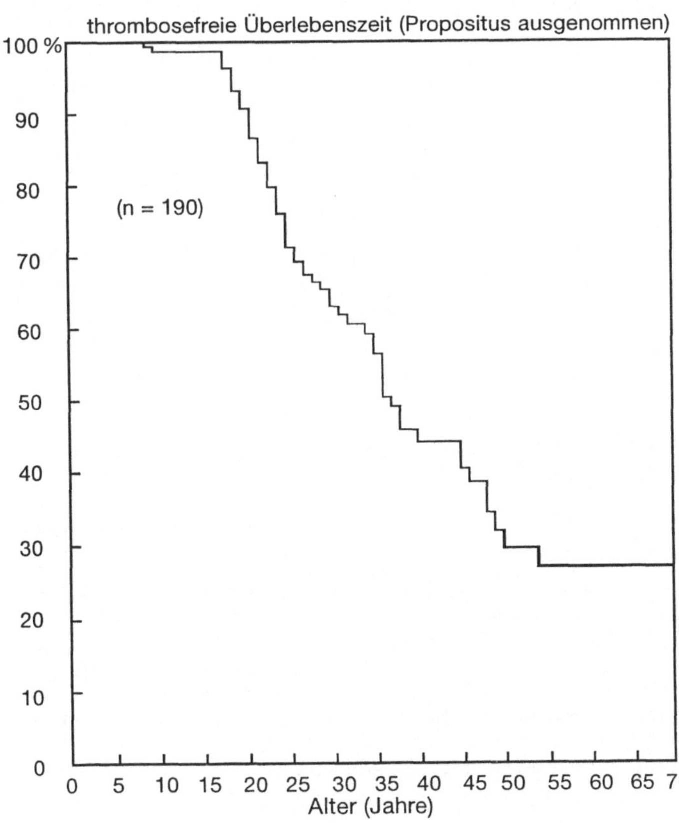

Abb. 1. Antithrombin III-Mangel

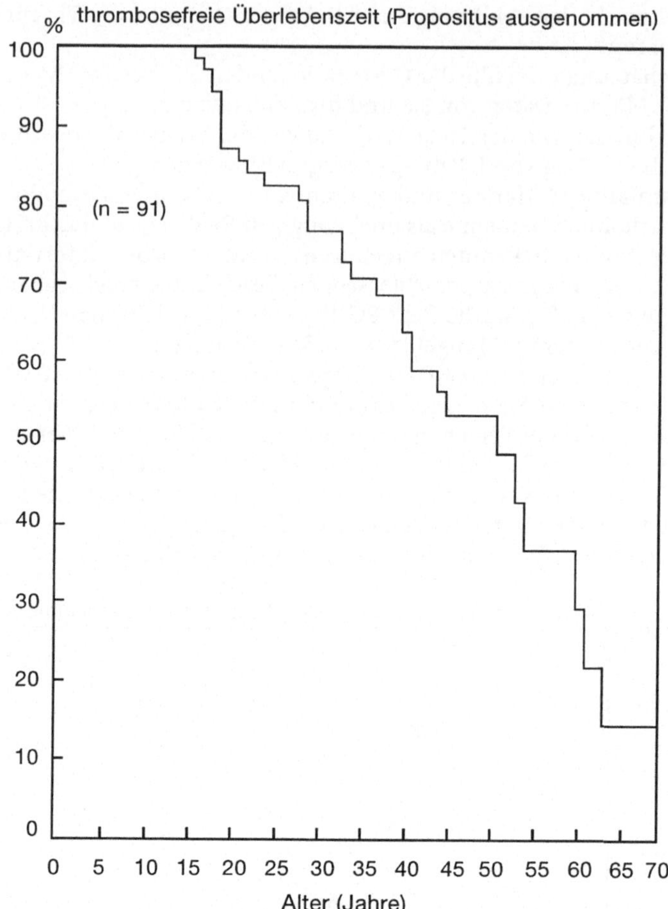

Abb. 2. Protein C-Mangel

Tabelle 2. Prävalenz von Thromboembolien bei Trägern und nicht betroffenen Familienangehörigen (Nach [12])

Art der Störung	Anzahl der Familien	Prävalenz der Thrombose-Ereignisse		
		betroffen*	normal	Odds Ratio
AT III-Mangel	43	113/276	4/433	24.1 §
PC-Mangel	21	38/ 96	10/230	14.4 §
PS-Mangel	27	66/136	8/111	10.9 §
Dysfibrinogenämie	10	11/ 25	0/ 14	11.3 §

* Propositus ausgenommen, § signifikant

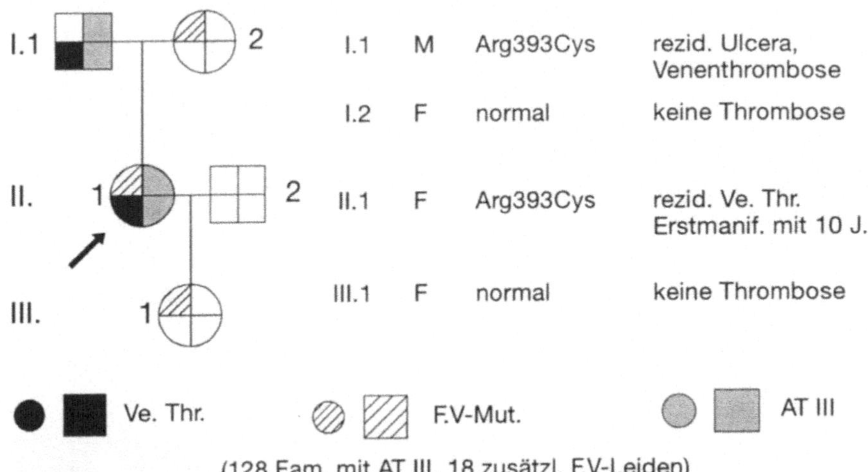

Abb. 3. Multigendefekt: ATIII Typ II (AT III Frankfurt I) auch Faktor-V-Mutante

Das Risiko wird vervielfacht, wenn eine Multigendefekt (Abb. 3) vorliegt [5]. Es handelt sich dabei um eine AT III-Frankfurt-Familie, bei der einige Mitglieder eine F.V-Mutante aufweisen. Die Proposita, die sowohl einen AT III-Mangel und -Defekt als auch eine F.V-Mutante hat, erkrankte schon mit 10 Jahren an einer Thrombose. Boven untersuchte 128 Familien mit AT III-Mangel bzw. abnormem AT III-Molekül. In 18 Familien fand er eine zusätzliche F.V-Mutante Leiden.

Die genaue Bedeutung der Thrombophiliedefekte, ihre Häufigkeit und ihre Beeinflussung durch Risikosituationen kann wahrscheinlich erst dann erfaßt werden, wenn die ersten Ergebnisse der EPCOT-Studie (European Prospective Cohort On Thrombophilia) vorliegen. Bekannt ist, daß sich Thrombosen bei Thrombophilie-Defekten, besonders vor dem 45. Lebensjahr, manifestieren und familiär gehäuft vorkommen. Klinisch manifestiert sich die Thrombophilie als idiopathische oder Rezidiv-Thrombose, in Thrombosen nach Langstreckenflügen, im gleichzeitigen Auftreten von venösen und arteriellen Thrombosen, in kindlichen Thrombosen, in Therapieresistenz und Marcumarnekrosen. Typisch sind die ungewöhnlichen Lokalisationen wie Thrombosen in V.cava, Mesenterialvenen, Cerebralvenen, Nierenvenen, Lebervenen und Retinavenen. Häufig werden die Thrombophilie-Defekte erst bei Vorliegen von zusätzlichen prädisponierenden erworbenen Risikofaktoren oder Risikosituationen manifest, wie z. B. das zunehmende Alter (Abb. 4) [4].

Derzeit wird vielfach und kontrovers der Einfluß der Ovulationshemmer als erworbener thrombogener Risikofaktor diskutiert. Gerinnungsveränderungen, die unter Ovulationshemmer-Einnahme beschrieben wurden, sind: erhöhte Spiegel an F.VII, F.VIII, Fibrinogen sowie erniedrigte Spiegel von freiem Protein S, Gesamt-Protein S und C4-binding-Protein.

Bei der Gravidität finden sich erniedrigte Spiegel an freiem Protein S, an AT III, APC-Resistenz und erhöhte Spiegel für F. VIII und Fibrinogen. Bekannt ist, daß bei

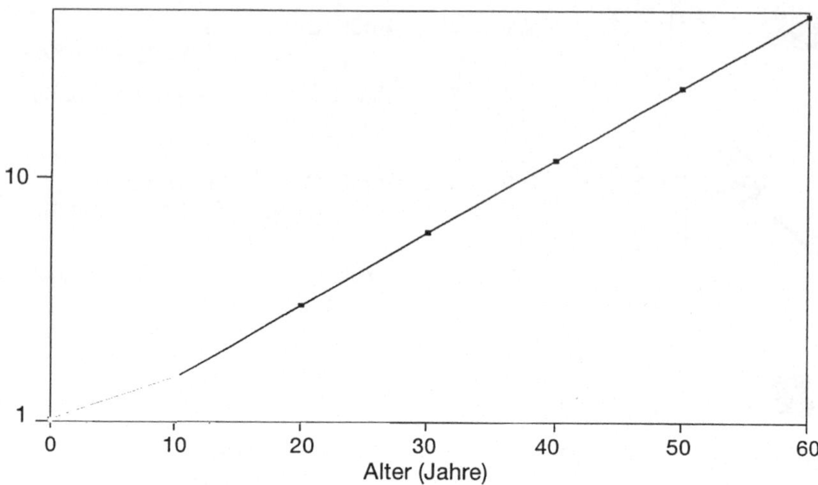

Abb. 4. Alter und relatives Risiko (*RR*) von tiefer Venenthrombose (logarithmische Darstellung)

Tabelle 3. Risiko einer tiefen Venenthrombose und Lungenembolie bei operierten Patienten [4]

	Inzidenz (%) von		
	Venen-thrombosen	Lungen-embolien	tödliche Lungen-embolien
Nach allgemeinen chirurgischen Eingriffen	30	2	< 1
Nach urologischen Eingriffen			
transvesikal	40	3	1
transurethral	10	1	< 1
Nach gynäkologischen Eingriffen	25	2	1
bei gynäkologischen Karzinomen	50	5	1–5
Nach neurochirurgischen Eingriffen	10–50	1–5	1–2
Nach orthopädischen Eingriffen	50–70	10–20	5
Nach Polytraumata			
Kopf- oder Wirbelsäulenverletzung	40	5	1–2
allgemein	20	2	1

Tabelle 4. Risiko einer tiefen Venenthrombose und Lungenembolie bei internistischen Patienten [4]

	Inzidenz (%) von		
	Venen-thrombosen	Lungen-embolien	tödliche Lungen-embolien
Nach Apoplexie gelähmtes Bein	60		
kontralaterales Bein	7		
Nach Herzinfarkt	25–40	5	1
Immobilisation	<15		

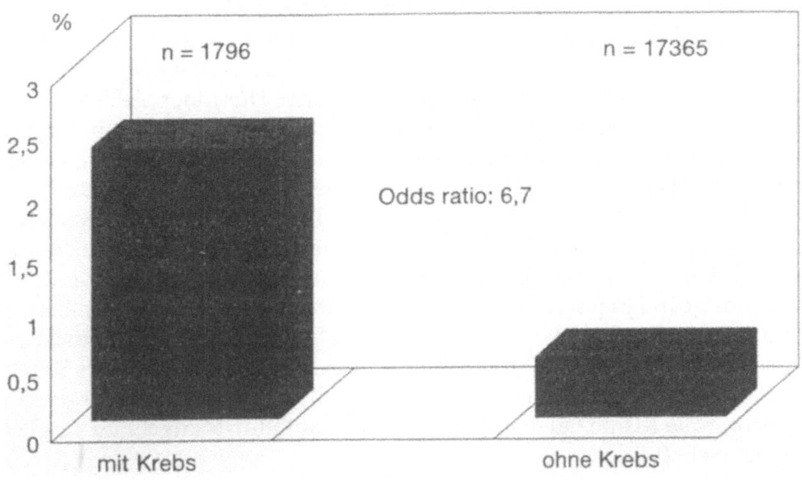

Abb. 5. Krebs und Häufigkeit von klinisch manifesten Lungenembolien nach allgemeinchirurgischen Eingriffen

heterozygoten Trägerinnen der F.V-Mutante nach Einnahme von Ovulationshemmern das thromboembolische Risiko 30fach erhöht ist, bei homozygoten Trägerinnen sogar 100fach.

Heftig wurde das Ergebnis der Studie von Spitzer [19] diskutiert, in der ein 4fach erhöhtes Thromboembolie-Risiko durch Ovulationshemmer und ein 1,5fach höheres nach der Dritte-Generation-Kontrazeptiva-Einnahme festgestellt wurde. Vergleicht man das relative Risiko für positive F.V-Leiden Trägerinnen so ergibt sich ein 2,5fach höheres Risiko in der LETS-Studie unter Ovulationshemmern der dritten Generation [3].

Bei einem weiteren Trigger der Thrombosen, den Operationen, zeigt sich abhängig vom Operationsgebiet eine unterschiedliche Inzidenz (Tabelle 3) [4]. Tabelle 4 zeigt demgegenüber die Thrombose-Inzidenz bei Patienten mit internistischen und neurologischen Erkrankungen.

Das Embolierisiko ist in der Tumorchirurgie erheblich höher (Abb. 5). Bounameaux [4] gibt eine Odds ratio von 6,7 an. Übersicht 2 zeigt die Thrombosehäufigkeit bei Operationen bei Malignom-Patienten nach einer Untersuchung von Rickles et al. [18].

Übersicht 2. Thrombosehäufigkeit bei Operationen von Patienten mit Malignomen

- Allgemeinchirurgie 29 %
- Gynäkologie 20 %
- Urologie 41 %
- Orthopädie 50–60 %
- Neurochirurgie 28 %

Die Inzidenz von Lungenembolien bei Tumoren haben Svendsen u. Krawinsky [20] untersucht. Die Ergebnisse ihrer Studie werden in Übersicht 3 dargestellt. Auffällig hoch ist sie bei Ovarialkarzinomen und Pankreaskarzinomen. Klinisch manifestiert sich die Thrombophilie bei Malignomen in einer Thrombophlebitis migrans oder saltans, in tiefen Beinvenenthrombosen, in rezidivierenden Thrombosen trotz Marcumarprophylaxe, in arteriellen, digitalen und cerebralen Thrombosen und in Thrombosen der Leber, Portal- und Mesenterialvenen. Die Thrombosen können als Frühsymptome, als Paraneoplasie und unter und durch die Therapie des Tumors auftreten. Tabelle 5 zeigt anhand verschiedener Studien die okkulte Tumorrate bei Patienten mit Thrombosen ohne klinisch manifesten Tumor zum Zeitpunkt der Thrombose. Aufgrund mehrerer Publikationen kann eine grobe Risikoabschätzung vorgenommen werden: bei Malignomen ergibt sich ein 3fach erhöhtes Risiko, bei Adipositas ein 2fach erhöhtes Risiko und postpartal ein 5-10fach erhöhtes Thromboserisiko im Vergleich zur Schwangerschaft. Tabelle 6 demonstriert das deutlich erhöhte postpartale Risiko bei den verschiedenen Inhibitor-Mängeln im Vergleich zur Schwangerschaft [7].

Übersicht 3. Malignome mit hoher Inzidenz von Lungenembolien

- Ovarialkarzinom 34,6 %
- Gallengangsystem 31,7%
- Magenkarzinom 15,2%
- Kolonkarzinom 14,8%
- Hirntumore 11,2%
- Nierenkarzinome 11,1%
- Bronchialkarzinome 10,3 %
- Prostatakarzinome 10,0 %

Tabelle 5. Kohort-Studien zur Inzidenz von später entdecktem Malignom bei Patienten mit venösen Thromboembolien

Studie	Dauer des Follow up (Jahre)	Inzidenz der Malignome		RR	P Wert
		idiopathische	vs. sekundäre Venenthrombose		
Aderka 1986 [1]	3.8	12/ 35 (34.3)	2/ 48 (4.2)	8.2	< 0.001
Monreal 1991 [15]	1.2	3/ 16 (18.7)	0/ 72 (0.0)	27.0	< 0.01
Monreal 1988 [14]	0.8	4/ 28 (14.3)	2/ 79 (2.5)	5.6	= 0.07
Prandoni 1990 [17]	3.0	11/145 (7.6)	2/105 (1.9)	3.6	< 0.05

RR = relatives Risiko

Tabelle 6. Risiko einer tiefen Beinvenenthrombose während der Schwangerschaft und postpartal [7]

	AT III	PC	PS	APC-(het.)
Schwangerschaft	18 %	7 %	7 %	12 %
postpartal	33 %	19 %	22 %	18 %

In der Gravidität sollte eine sorgfältige Betreuung bei Vorliegen von AT III-Mangel und Lupus-Antikoagulantien sowie bei Plasminogen-, Protein S- und APC-Resistenz-Mangel erfolgen. Hierbei ist entweder unfraktioniertes Heparin ab der 14. Schwangerschaftswoche zu geben oder ein bisher zugelassenes niedermolekulares Heparin zu applizieren. Einige Autoren empfehlen, die Heparindosis ab dem 3. Trimenon zu erhöhen. Es ist zu beachten, daß bei Vorliegen von Lupus-Antikoagulantien möglichst früh, schon in der Frühschwangerschaft, mit Heparin und der Kombination mit ASS begonnen wird.

Unter einem Hochrisikopatienten versteht man einen Patienten, bei dem sich zu dem vorliegenden Thrombophilie-Defekt noch ein zusätzlich erworbener Risikofaktor addiert. Dazu werden auch ein Multigendefekt oder z. B. angeborener AT III-Mangel und Gravidität gezählt. In diesen Hochrisikosituationen ist bei zusätzlichen Operationen, Langstreckenflügen etc. unfraktioniertes Heparin oder niedermolekulares Heparin unter sorgfältiger Kontrolle der aPTT-Werte oder des Anti-Faktor-Xa zu empfehlen (aPTT = partielle Thromboplastinzeit). Bei asymptomatischen Trägern ohne besondere Gefährdung, wäre in der Beratung auf eine Vermeidung von zusätzlichen Risikofaktoren und auf die Ausstellung eines Notfallausweises zu achten.

Eine primäre Prophylaxe mit oralen Antikoagulantien ist bei asymptomatischen Trägern nicht zu befürworten, jedoch nach der ersten stattgehabten Thrombose bei AT III-, Protein C-, Protein S- oder APC-Resistenz-Mangel und bei dem Vorliegen von Lupus-Antikoagulantien. Zielwert ist eine INR von 2,5–3,5, entsprechend einer TPZ von 22–30 %. Es sollte eine Langzeitantikoagulation erfolgen, die jedoch individuell sorgfältig abgewogen werden muß. Eine primäre Prophylaxe mit Heparin ist bei Thrombophilie-Defekten bei Operationen angezeigt, in der Schwangerschaft oder auch bei Kontraindikationen gegen Marcumar.

Bei einem Patienten mit AT III-Mangel ist entweder die gemeinsame Applikation von Heparin und AT III-Konzentraten zu empfehlen oder zunächst der Versuch der aPTT-adaptierten Heparinisierung abzuwarten. Ab einem AT III-Spiegel von weniger als 50 % sollte AT III verabreicht werden, damit die Heparinwirkung zur vollen Wirkung kommt.

Kontraindikationen für orale Kontrazeptiva sind der homozygote APC-Resistenz-Mangel, der AT III-Mangel und der Mangel an freiem Protein S.

Bei Vorliegen von Protein C- und Protein S-Mangel erfolgt unter Heparinschutz die vorsichtige Einstellung mit Marcumar, um der Gefahr der Marcumarnekrose zu entgehen. Die Marcumardosis sollte möglichst zu Beginn niedrig gewählt werden, sie kann am Ende der ersten Woche gesteigert werden. Nach einer Marcumarnekrose ist eine vorsichtige Wiedereinstellung mit Marcumar möglich. Zur Therapie der Marcumarnekrose empfiehlt sich Protein C-Konzentrat.

Bei der Beratung sollte noch auf die Bedeutung des Trainings und Sports hingewiesen werden, insbesondere bei Vorliegen von Hypofibrinolyse (z. B. erhöhten PAI-Spiegeln) ist ein morgendliches Dauertraining von besonderer thromboseprophylaktischer Bedeutung.

Eine medikamentöse Prophylaxe bei hereditärer Thrombophilie ist derzeit nur bei Zustand *nach* Thrombose zu empfehlen. Die Dauer der Antikoagulation ist dabei individuell abhängig von der Thrombosemanifestation. Die genaue Erfassung der Wirksamkeit einer primären Prophylaxe bei den einzelnen Thrombophilie-defekten unter Berücksichtigung von verschiedenen Risikosituationen wird erst möglich sein, wenn die ersten Ergebnisse der prospektiven EPCOT-Studie in einigen Jahren vorliegen.

Eine frühzeitige Thrombophilie-Abklärung hat folgende für den Patienten wichtige und praktische Konsequenzen:

1. Durch eine sorgfältige, konsequente Thromboembolie-Prophylaxe ist eine Vermeidung von gefährlichen Thrombosen (Mesenterialvenen-, Augenvenen-, Sinusvenenthrombosen etc.) zu erreichen, da bekannt ist, daß gerade Thrombophiliedefekte an der Thrombogenese außergewöhnlicher Thrombosen beteiligt sind.
2. Ebenso ist eine Vermeidung von Rezidivthrombosen zu erreichen, da bekannt ist, daß gerade Patienten mit Thrombophilie-Defekten vermehrt zu Rezidiven neigen.
3. Das Ausmaß einer Thromboseneigung kann z. B. durch die Erkennung eines Multigendefektes, wie z. B. der Kombination von AT III-Mangel und einer F.V-Mutante genauer abgeschätzt werden.
4. Eine sinnvolle Beratung hinsichtlich der zusätzlichen prädisponierenden thrombogenen Einflüsse, die ein Thromboserisiko zusätzlich zu den erblichen Faktoren begünstigen können, kann erfolgen. Beispiel: Eine Patientin mit AT III-Mangel, Mangel an freiem Protein S sowie homozygoter F. V-Mutante sollte möglichst keine Ovulationshemmer erhalten.
5. Weiterhin kann eine genetische und eine Familienberatung nach einer frühzeitigen Thrombophilie-Abklärung stattfinden.

Eine positive Familienanamnese hinsichtlich einer thromboembolischen Vorgeschichte ersetzt auf keinen Fall eine Thrombophilie-Abklärung, da sehr verschiedenartige Defekte vorliegen können, die nicht alle gleichwertig bezüglich ihres Thromboserisikos z. B. durch zusätzliche Einflüsse wie orale Kontrazeptiva und andere gewertet werden können.

Eine leere Familienanmnese ist auch nicht beweisend oder hinweisend auf ein fehlendes Thromboserisiko, da eine Thrombose ein multifaktorielles Geschehen ist, an dem neben hereditären noch zusätzliche erworbene prädisponierende Faktoren beteiligt sind. Daher können Thrombophiliedefekte lange auch in einer Familie unbemerkt bleiben, wenn bei dem Träger eine thromboembolische Triggersituation nicht eintritt.

Literatur

1. Aderka B, Brown A, Zelikovski A, Pinkhas I (1986) Idiopathic deep vein thrombosis in an apparently healthy patient as a premonitory sign of occult cancer. Cancer 57:1846
2. Ben-Tal 0, Zivelin A, Seligsohn U (1989) The relative frequency of hereditary thrombotic disorders among 107 patients with thrombophilia in Israel. Thromb Hwmost 61(1):50
3. Bloemenkamp KWM, Rosendaal FR, Helmerhorst FM, Buller HR, Vandenbroucke JP (1995) Enhancement by factor V Leiden mutation of risk of deep-vein thrombosis associated with oral contraceptives containing a third-generation progestagen. Lancet 346:83–87
4. Bounameaux H, Bongard O, Huber O (1992) Epidemiologie und Risikofaktoren der venösen Thromboembolie. Ther Umschau 49/12:799–802

5. Boven HH von, Reitsma PH, Rosendaal FR, Bayston TA, Chowdhury V, Bauer KA, Scharrer I, Conard J, Lane DA (1996) Factor V Leiden (FV R506Q) in Families with Inherited Antithrombin Deficiency. Thromb Haemost 75/3:417–421
6. Conard J, Horellou MH, Van Dreden P, Samama M (1988) Prevalence of hereditary hypercoagulable states. Xth International Congress on Thrombosis of the Mediterranean League Against Thromboembolic Diseases, Athens
7. Conard J, Horellou MH, Van Dreden P, Lecompte T, Samama M (1990) Thrombosis and pregnancy in congenital deficiencies in AT III, protein C or protein S: study of 78 women (letter). Thromb Haemost 63:319–320
8. Gladson CL, Scharrer I, Hach V, Beck KH, Griffin JH (1988) The frequency of type I heterozygous protein S and protein C deficiency in 141 unrelated young patients with venous thrombosis. Thromb Haemost 59/1:18
9. Hach-Wunderle V (1991) Hämostaseologisches Risikoprofil bei der venösen Thrombose. Habilitationsschrift, Universität Frankfurt/Main
10. Heijboer H, Brandjes DPM, Buller HR, Sturk A, ten Cate JW (1990) Deficiencies of coagulation-inhibiting and fibrinolytic proteins in outpatients with deep-vein thrombosis. N Engl J Med 323:1512
11. Heijer den M, Blom EIJ, Gerrits WBJ, Rosendaal FR, Elaak HL, Wijermans PW, Bos GMJ (1995) Is hyperhomocysteinaemia a risk factor for current venous thrombosis? Lancet 345:882–885
12. Hirsh J, Prins M, Samama M (1994) Approach to the thrombophilic patient for hemostasis and thrombosis: basic principles and clinical practice. In: Colman RW, Hirsh J, Marder VJ, Salzman EW, Lippincott JB (eds) Hemostasis and Thrombosis, 3rd edn. Lippincott, Philadelphia, pp 1543–1561
13. Koster T (1995) Deep-vein thrombosis, a population based case-control study (Leiden Thrombophilia Study), Dissertation, Universität Leiden
14. Monreal M, Salvador R, Sorliano V, Sabria M (1988) Cancer and deep venous thrombosis. Arch Intem Med 148:485
15. Monreal M, Lafox E, Casals A (1991) Occult cancer in patients with deep venous thrombosis. A systemic approach. Cancer 67:541
16. Pabinger S (1996) Diagnosis and clinical features of thrombophilia – with special respect to additional risk situation. Ann Hematology (Suppl. 1) 72:23
17. Prandoni P, Cattelan AM, Noventa F, Brogini A, Roul A (1990) Risk of subsequent malignant neoplasmas in patients with deep-vein thrombosis (abstract). Fibrinolysis 4 (suppl):54
18. Rickles FR, Levine M, Edwards RL (1992) Hemostatic alteration in cancer patients. Cancer and Met Rev 11:237–248
19. Spitzer WO, Lewis MA, Heinemann LAJ (1996) Third generation oral contraceptives and risk of venous thrombosis, an international case-control study. BMJ 312:83–88
20. Svendsen E, Krawinsky B (1989) Prevalence of pulmonary embolism at necropsy in patients with cancer. J Clin Pathol 42:805–809

Teil II

Durchführung der Thromboseprophylaxe

Kapitel 4

Primäre Thromboseprophylaxe in der Inneren Medizin

F. Heinrich

Zusammenfassung

Venöse Thrombosen und Lungenembolien sind auch bei internistischen und neurologischen Patienten häufig, vor allem wenn zusätzlich thrombogene Faktoren vorliegen. Die Datenlage hierzu ist nicht so umfangreich wie in den operativen Disziplinen. Nach Darlegung der spontanen Häufigkeit derartiger Komplikationen (in tabellarischen Übersichten) werden die zur Prophylaxe zur Verfügung stehenden Methoden (physikalische Maßnahmen, Volumenersatzmittel, orale Antikoagulantien, unfraktioniertes Heparin und niedermolekulare Heparine ± Dihydroergotamin sowie Heparinoide) in ihrer Wirkung, ihren Nebenwirkungen und ihrer Effizienz beschrieben, wobei besonders auf eigene Erfahrungen bei frischem ischämischem Hirninsult eingegangen wird. Abschließend werden Empfehlungen für den klinisch-praktischen Alltag ausgesprochen.

Einleitung

Der primären Prophylaxe venöser Thrombosen kommt auch in der Inneren Medizin und Neurologie angesichts zunehmender Multimorbidität und Veränderungen der Altersstruktur der zu behandelnden Patienten eine große Bedeutung zu. Sie wird verstärkt durch die Verlagerung eines großen Teils der Therapie innerer und neurologischer Krankheiten in den ambulanten Bereich, in dem eine Thromboseprophylaxe durchaus möglich geworden ist. Medizinische, ärztliche und juristische Implikationen gilt es dabei zu beachten.

Häufigkeit venöser Thromboembolien bei internistischen und neurologischen Erkrankungen

Jene angeborenen Anomalien, erworbenen Erkrankungen und pathophysiologisch bedeutsamen Veränderungen, die mit einem erhöhten Risiko thromboembolischer Komplikationen einhergehen, sind in folgender Übersicht zusammengestellt.

Erhöhtes Thromboembolierisiko in der Inneren Medizin und Neurologie

- Angeborene Störungen
  - Thrombophilie durch
    Mangel an Protein C, Protein S, Antithrombin III, Heparin-Cofaktor II, Vorliegen einer APC-Resistenz (=Faktor V Leiden), Dysfibrinogenämie, gestörte Plasminaktivierung
  - (Hyper)homocysteinämie ?
- Erworbene Krankheiten
  - akuter Myokardinfarkt
  - zerebro-vaskulärer Insult mit Hemiparese
  - Malignome (besd. Adenokarzinome)
  - myeloproliferative Erkrankungen
  - Autoimmunerkrankungen, insbes. bei Vorliegen von Lupus-anticoagulant oder Antiphospholipid-Antikörpern
  - entzündliche Darmerkrankungen
  - chronisch-obstruktive Atemwegserkrankungen
  - Infektionskrankheiten, Sepsis
  - nephrotisches Syndrom
  - Eklampsie und Präeklampie
  - paroxysmale nächtliche Hämoglobinurie (Marchiafava-Micheli)
  - Diabetes mellitus
- Pathogenetisch bedeutsame Veränderungen
  - Immobilisation, Intensivtherapie
  - Herzinsuffizienz NYHA III und IV
  - Exsikkose, Hyperviskosität, Hyperfibrinogenämie
  - Varikosis, postthrombotisches Syndrom
  - Schwangerschaft und Wochenbett
- Exogene Faktoren
  - Einnahme oraler Kontrazeptiva mit hohem Östrogengehalt
  - Adipositas
  - Lebensalter über 40 Jahre
  - Rauchen ?

Nur für den Herzinfarkt und den Schlaganfall sind verläßliche Angaben über spontanes Auftreten venöser thromboembolischer Ereignisse in der Literatur zu finden (Tabelle 1). Diese Angaben stammen aus einer Zeit, als eine generelle Thromboseprophylaxe noch nicht üblich war. Beim Herzinfarkt wird die spontane Inzidenz von Thrombosen tiefer Venen im allgemeinen zwischen 17 und 38 % angegeben. Bei zerebro-vaskulären Insulten liegt die Häufigkeit, abhängig von der angewandten Nachweismethode (Tabelle 2), noch höher [3, 45, 56, 64]. Mit der Kombination von klinischem, phlebographischem und autoptischem Nachweis fand Molnar [42] venöse Thromben bei 42 % der Patienten mit Hirninsult.

Abgesehen von diesen beiden Erkrankungen ist die Datenlage zur Häufigkeit von Venenthrombosen bei internistischen Erkrankungen sehr dürftig, erklärbar mit der Heterogenität der zugrundeliegenden Erkrankungen.

Tabelle 1. Häufigkeit tiefer Venenthrombosen im internistischen Krankengut nach Riedler (58)

Nachweis durch Phlebographie oder Jod-125-Fibrinogentest		
Ereignis	(%)	Referenz
Nach Herzinfarkt	17–38	Maurer [39] 1970
Bei kardiogenem Schock	62	Murray [48] 1971
Bei Schlaganfällen		
gesunde Gliedmaße	7	
gelähmte Gliedmaße	60	Warlow [69] 1972

Tabelle 2. Häufigkeit venöser Thrombosen und Lungenembolien bei Patienten mit zerebrovaskulärem Insult nach Heinrich u. Czechanowski [29]

Autor	Publikationsjahr	Nachweismethode	Häufigkeit (%)
Thrombose tiefer Venen:			
Buruma	1978	klinisch	4
Cope	1973	Phlebographie	40
Warlow	1972	Radiofibrinogentest	60
Warlow	1976	Radiofibrinogentest	53
McCarthy	1977	Radiofibrinogentest	75
Lungenembolie			
Buruma	1978	klinisch, BGA, EKG, Thoraxröntgen, Lungenszintigraphie	12
Brown	1973	Autopsie	13
Warlow	1972	1 mal Autopsie, 1mal Lungenszintigraphie, 2mal klinisch	13,3
Warlow	1976	klinisch, röntgenologisch 6,6 %, autoptisch 9,2 %	15,8

In Sektionsstatistiken aus den Jahren 1945–64, die nicht nur internistisch-neurologische Krankheitsbilder erfaßten, wurden Thrombosehäufigkeiten zwischen 5 und 74 % angegeben [9]. Mit zunehmendem Alter ist mit einer steigenden Häufigkeit venöser Thrombosen zu rechnen.

Angeborene Ursachen einer Thrombophilie können bei ca. 8 % der Patienten mit Thrombosen identifiziert werden [18, 28, 65, 74], werden allerdings meist erst nach dem Auftreten einer Thrombose gesucht und aufgedeckt.

Der Faktor Immobilisation spielt nicht nur bei Erkrankungen, sondern auch im modernen Tourismus als „Reisethrombose" oder „Economy-class-Syndrom" [6] eine Rolle. Bei bettlägerigen internistischen Patienten wird die Thrombose-Inzidenz mit 9–13 % angegeben [32, 43]. Der Vorhospitalphase könnte dabei für das Auftreten inapperzepter Venenthrombosen eine große Rolle zukommen.

Möglichkeiten der Thromboseprophylaxe

An eine ideale Methode zur Verhütung venöser Thrombosen sind folgende Forderungen zu stellen:

- gute – möglichst im Radiofibrinogentest bewiesene – Wirksamkeit
- wenig Kontraindikationen
- wenig schwerwiegende Nebenwirkungen
- wenig (personeller und apparativer) Aufwand
- wenig Kosten.

Die folgenden Möglichkeiten zur primären Thromboseprophylaxe stehen zur Verfügung:

- Verhütung oder Ausschaltung pathogenetischer Faktoren durch allgemeinmedizinische Maßnahmen

- Physikalische Therapiemaßnahmen
  - Lagerung; Hochlagerung der Beine
  - Kompression: Wickeln; Stütz- oder Kompressionsstrümpfe mit graduiertem Andruck
  - Frühmobilisation: aktives Gehen
  - Krankengymnastik und Massage:
    passive/aktive Gelenkbewegungen
    Atemgymnastik
    isometrische Muskelspannungsübungen
    Entstauungsmassage
    intermittierende Drückungen
  - apparative Hilfen:
    Tretpedalgerät
    „Motor"räder
    elektrische Stimulation der Waden
    intermittierende pneumatische Wadenkompression

- Medikamentöse Maßnahmen
  - Volumenersatzmittel
  - orale Antikoagulantien
  - unfraktioniertes Heparin (UFH) ± Dihydroergotamin (DHE)
  - niedermolekulare Heparine (NMH) ± Dihydroergotamin (DHE)
  - Heparinoide

Die Verhütung bzw. Beseitigung der für eine Thromboseentstehung pathogenetisch bedeutsamen Veränderungen stellt – soweit möglich – einen wichtigen Schritt in der Prophylaxe thromboembolischer Komplikationen dar. Gemeint sind Vermeidung von Immobilisation, Beseitigung von Herzinsuffizienz (cave zu hohe Dosen von Diuretika) bzw. Exsikkose und Hyperviskosität, Verzicht auf orale Kontrazeptiva (zumindest solche mit hohem Östrogengehalt). Die Therapie der in Tabelle 1 genannten Erkrankungen vermindert zwar wohl das Risiko komplizierender Thromboembolien, wirkt aber oft nicht so rasch, daß sofort ein hinreichender Schutz besteht.

Von den physikalischen Maßnahmen zur Prophylaxe sind nur wenige bezüglich ihrer Effektivität bewiesen [76]; das gilt in erster Linie für druckgraduierte Stützstrümpfe [52] und intermittierende pneumatische Wadenkompression. Sie erfordern allerdings einen so hohen personellen (und damit finanziellen) Aufwand, daß sie nur vertretbar sind, wenn die medikamentösen Maßnahmen nicht anwendbar sind.

Der Anwendung von Volumenersatzmitteln (Dextran oder Hydroxyäthylstärke) kommt bei internistischen Patienten eine untergeordnete Bedeutung zu [2], da sie mit einer oft unerwünschten Volumenexpansion einhergehen und überdies effektivitätsbeweisende Daten hierfür nicht vorliegen.

Wichtigstes Wirkprinzip ist somit die Antikoagulation. Die oral applizierbaren Vitamin-K-Antagonisten (Warfarin = Coumadin; Phenprocoumon = Falithroma, Marcumar; Acenocoumarol = Sintrom; Chlorindion = Chlor-Athrombon) wirken über eine Synthesehemmung der in der Leber gebildeten Gerinnungsproteine; wegen ihres schwerfälligen Wirkungsmechanismus sind sie nicht zur Akutanwendung, sehr wohl aber zur Langzeitanwendung geeignet.

Besser steuerbar ist die s.c. Anwendung kleiner Dosen von Heparin. Es entfaltet seine antikoagulatorische Aktivität über den körpereigenen Inhibitor Antithrombin III (AT III). Unfraktioniertes Heparin (UFH) hat zahlreiche Angriffspunkte, so daß JAQUES (31) es mit einem Ring voller Dietriche verglichen hat, die in viele Schlüssellöcher passen. Für die Prophylaxe venöser Thromben scheint dabei die Wirkung am Gefäßendothel, in dem es sich ca. 10.000 fach anreichert, eine entscheidende Rolle zu spielen [4, 31, 55].

Meßbar ist die Wirkung des UFH auf das Thrombin anhand der aPTT, deren Verlängerung auf das 1,5- bis 2fache allerdings schon eine „therapeutische Antikoagulation" erzeugt.

Für die prophylaktische Wirkung ausreichende Dosen verlängern die aPTT bei adjustierter Dosierung (angepaßt an das Körpergewicht) nur um 2 bis 5 sec über die Norm hinaus. Die Heparinspiegel im Serum sollten zwischen 0,05 und 0,1 USP E/ml liegen. Die PTZ scheint für das Monitoring der Heparinisierung Vorteile zu bieten [35].

In der niedermolekularen Fraktion des Heparins ist jene Komponente angereichert, die über eine Hemmung der Aktivierung das Faktors X eine die Gerinnungskaskade verlangsamende Wirkung ausübt und damit stärker antithrombotisch als antikoagulatorisch wirkt [16, 30, 38]. Außerdem scheint in dieser Fraktion die schon seit langem auch für das Heparin diskutierte fibrinolytisch wirksame Komponente enthalten zu sein, die über eine Hemmung des Plasminogen-Aktivator-Inhibitors (PAI) eine erhöhte Prokoagulabilität wieder in eine Eukoagulabilität zurückführen könnte.

Eine Übersicht über die derzeit im Handel befindlichen niedermolekularen Heparine (NMH) gibt die Tabelle 3. Die wesentlichen Unterschiede zwischen UFH und NMH sind in Tabelle 4 dargelegt. NMH sind auch (geprüft im 2. Trimenon) in der Schwangerschaft anwendbar [51].

Heparinoide sind strukturell und pharmakologisch unterschiedliche Substanzen mit Glykanstruktur; ihre wichtigsten Vertreter Dermatansulfat, Pentosansulfat, Aprosulat und Orgaran* (ein Gemisch aus 84 % Heparansulfat, 12 % Dermatansulfat und 4 % Chondroitinsulfat, Molekulargewicht 6.500 Da) wirken ebenfalls

Tabelle 3. Niedermolekulare Heparine

Arzneistoff	Präparat	Hersteller	Mittleres Molekulargewicht
Enoxaparin (Lovenox) (PK 10169)	Clexane 20/40	Rhône-Poulenc	4.000–5.000
Reviparin	Clivarin 1.750	Nordmark/Immuno	3.500–4.500
Certoparin (mit DHE)	Embolex	Sandoz	5.000–7.000
Dalteparin Tedelparin (Kabi 2165)	Fragmin / -D Fragmin P / -forte	Pharmacia	4.000–5.000
Nadroparin (CY 216)	Fraxiparin 0,3	Sanofi Winthrop	4.000–5.000
Tinzaparin Logiparin	innohep / -multi	Braun-Melsungen	3.000–6.000
Certoparin Sandoparin	Mono-Embolex NM	Sandoz	5.000–7.000
OP 2123	Opocrin	Corlo	
RD 11885	Hepar	Franklin	
CY 222	very low molecular heparin	Choay	

Tabelle 4. Wesentliche Unterschiede zwischen UFH und NMH

	UFH	NMH
Hemmt	Faktor II	Faktor X
Wirkungsnachweis durch	PTZ, aPTT	Heptest Faktor X a
Halbwertszeit (i.v.)	60 min	120 min
Halbwertszeit (s.c.)	120 min	240 min
Relative Bioverfügbarkeit	20 %	90 %
Fibrinolytische Wirkung	((+))	+
Antagonisierung durch Protamin	+	(+)

UFH = unfraktioniertes Heparin
NMH = niedermolekulare Heparine

auf die Gerinnungskaskade ein und inhibieren Thrombin [37]. Orgaran (= Danaparoid) ist zur Zeit nur über eine internationale Apotheke zu beziehen, sollte allerdings beim Auftreten einer HIT (s. unten) rasch zur Verfügung stehen und daher in der Notfallapotheke größerer Kliniken vorrätig sein.

Dihydroergotamin (DHE) verstärkt durch seinen venokonstriktorischen Effekt, der einerseits zu einer Strömungsbeschleunigung in den Venen, andererseits über eine Verkleinerung der venösen Endothelfläche zu einer gesteigerten Heparinkonzentration in diesem Organ führt, die antithrombotische Wirkung der Heparine.

Den Thrombozytenaggregationshemmern kommt in der Prophylaxe venöser Thrombosen entgegen gelegentlich geäußerter Meinung kein gesicherter Effekt zu [2, 25, 60].

Jeder der genannten Wirkstoffe kann – abgesehen von Folgen einer Überdosierung oder Kumulation aus anderen Gründen – spezifische Nebenwirkungen auslösen, die bei der Indikationsstellung, vor allem aber bei den Verlaufskontrollen beachtet werden müssen.

Bei den Dextranen und der Hydroxyäthylstärke sind dies anaphylaktische bzw. allergische Reaktionen. Bei oralen Antikoagulantien ist auf das Auftreten von „Marcumar"-Nekrosen zu achten. Sie entstehen während einer Phase der Hyperkoagulabilität infolge zu rascher Senkung oder vorbestehender Erniedrigung des Protein-C-Gehalts und beruhen auf Thrombosen in den Venolen und Arteriolen schlecht perfundierter Gewebsbezirke, vor allem den Mammae, der Glutäalregion, aber auch in den Füßen bei herabgesetzter arterieller Durchblutung.

Als spezifische Nebenerscheinung der Heparine kann die seltene – im allgemeinen harmlose – Allergie mit Rötung um die Injektionsstelle herum genannt werden; sehr selten entwickeln sich dort Nekrosen. Wesentlich bedeutsamer ist das Auftreten einer Heparin-induzierten Thrombozytopenie (HIT), auf die im Beitrag von Greinacher (S. 93) näher eingegangen wird. Bei mehrmonatiger Anwendung können Osteopenien auftreten, unter NMH anscheinend seltener als unter UFH. „Drug fever" [13] und reversibler Haarausfall sind selten.

Dihydroergotamin (DHE) kann auch zu arterieller Vasokonstriktion mit Nekrosen [14] führen, vor allem bei gesteigerter Vasokonstriktionsbereitschaft durch Polytrauma, Sepsis bzw. spontan oder medikamentös erhöhten Sympathikotonus, so daß die genannten Veränderungen sowie ein Stadium III und IV einer koronaren Herzkrankheit bzw. arteriellen Verschlußkrankheit eine absolute Kontraindikation für den Einsatz von DHE darstellen.

Bei versehentlicher intramuskulärer Injektion von low-dose-Heparin können infolge der lokal hohen Konzentration große Rektusscheiden- oder auch retroperitoneal sich ausbreitende Hämatome entstehen, die durch korrekte Injektionstechnik vermeidbar sind. Bei Patienten mit starkem Husten, bzw. wenn eine Operation mit Bauchschnitt geplant ist, sollte die s.c. Injektion in den Oberschenkel erfolgen [66].

Effektivität der Thromboseprophylaxe

Heparin kann die Gesamtletalität internistischer Patienten um 30 % [20] und die Inzidenz der venösen Thrombosen um etwa zwei Drittel senken. Vergleichende

Tabelle 5. Häufigkeit tiefer Venenthrombosen bei Patienten mit Herzinfarkt und mit verschiedenen inneren Erkrankungen nachgewiesen mit dem Radiofibrinogentest

Autor	Publikationsjahr	nS	Ohne Prophylaxe n	nT	%	Mit Prophylaxe n	nT	%	p
Steffensen	1969 Ha	212	109	28	25,7	103	14	13,6	< 0,025
Nicolaides[a]	1971 W	31			38			5,5	0,03
Handley[a]	1972 H	50			29			25	n.s.
Warlow	1973 H§	127	64	11	17,2	63	2	3,2	0,025
Wray[a]	1973 W	922			1,7			6,5	<0,05
Emerson[a]	1977 H	78			34			5	0,005
Riedler (Sammelstat. Herzinfarkt)	1977 H		397	123	31,0	272	19	7,0	
Riedler (Sammelstat. verschiedene innere Erkrankungen)	1977 H		223	66	29,6	65	2	3,1	

n bzw. *nS* Zahl der Patienten; *nT* Zahl der Patienten mit Thrombose
H Low-dose-Heparin
Ha Pat. > 75 J., 2mal 10.000 E Heparin s.c. tägl. über 16 Tage, 1mal 10.000 E Heparin s.c. tägl. über 8 Tage
H§ 2mal 5.000 E Heparin s.c., beginnend 12 h nach Infarkteintritt für 10 Tage
W Warfarin
[a] Zit: nach Bergqvist [3].

Studien zur prophylaktischen Wirkung von oralen Antikoagulantien, in erster Linie Warfarin, und low-dose-Heparin beim Herzinfarkt wurden zu Beginn der 70er Jahre unter Anwendung des Radiofibrinogentests erstellt, als die Standardbehandlung der Herzinfarkts noch eine längere Phase der Immobilität beinhaltete (Tabelle 5). Sie ergaben eine Reduktion der Inzidenz venöser Thrombosen von etwa 30 auf etwa 7 %. Unter der heute üblichen Therapie des Herzinfarkts in der Akutphase mit Thrombolyse oder wenigstens voller Antikoagulation ist nicht mehr mit einer so hohen Thromboserate zu rechnen. Allerdings bleibt die Empfehlung bestehen, bei jedem Patienten mit Herzinfarkt nach der Akutphase bis zur vollen Mobilisation low-dose-Heparin zu applizieren, das sehr wohl mit der zur Prophylaxe koronar-arterieller Rezidivthrombosen üblichen Dosis von 100 mg eines Acetylosalicylsäure-Präparates kombiniert werden kann.

Bei zerebro-vaskulären Insulten liegen umfangreichere Erhebungen auch aus neuerer Zeit vor. Nachdem McCarthy et al. [40] erstmals 1977 über eine Reduktion venöser Thrombosen bei ischämischem Hirninsult mit UFH von 75 auf 12,5 % berichtet hatten (Tabelle 6), führten wir in Bruchsal eine Reihe von Studien durch [7, 11, 33, 44, 47], deren Ergebnisse in der Tabelle 7 zu finden sind. Beim Vergleich mit den Resultaten anderer Arbeitsgruppen ist zu berücksichtigen, daß bezüglich ihrer Aussagekraft sehr unterschiedliche Methoden zum Thrombosenachweis (klinisch, Dopplersonde, Radiofibrinogentest) eingesetzt wurden.

Niedermolekulare Heparine bzw. Heparinoide können die unter UFH bei etwa 25 % liegende Rate von Beinvenenthrombosen anscheinend auf die Hälfte senken

Tabelle 6. Häufigkeit tiefer Venenthrombosen bei frischem ischämischem Hirninsult unter Placebo und low-dose-Heparin-Prophylaxe

Autor	Publ.-jahr	Kontr.-methode	Placebo n	Placebo % Thr.	Verum Dosierung	Verum n	Verum %Thr.
McCarthy [40]	1977	RFT	16	75	3 × 5000 E UFH	16	12,5
Gelmers [15]	1980	klin.	40	30	2 × 5000 E UFH	42	2,4
Wenig [73]	1980	Doppler	50	11,6	2 × 5000 E UFH (2 × 100 E/kg)	50	0
Czechanowski [7]	1981	RFT	41	56,1	2 × 5000 E UFH + 2 × 0,5 mg DHE	40	27,5
Bruhn [5]	1983	klin.	50	12,0		50	4,0
McCarthy [41]	1986	RFT	161	72,7	3 × 5000 E UFH	144	22,2

RFT Radiofibrinogentest; *UFH* unfraktioniertes Heparin; *DHE* Dihydroergotamin

Tabelle 7. Wirkungsvergleich verschiedener Heparine/Heparinoide zur Prophylaxe venöser Thrombosen bei frischem ischämischen Hirninsult

Autor	Publicationjahr	UFH oder Placebo Dosierung	n	% Thr.	NMH oder Orgaran Dosierung	n	% Thr.
Fichtner, Knoch [11, 33]	1987	2 × (2500 E UFH + 0,5 mg DHE)	110	26,4			
Mück, Mück [44]	1989	2 × (2500 E UFH + 0,5 mg DHE)	95	23,2			
		3 × 5000 E UFH	92	26,1			
Mück et al. [47]	1996				1 × (1500 E C[α] + 0,5 mg DHE)	58	15,5
					2 × (1500 E C[α] + 0,5 mg DHE)	47	12,8
Turpie [67]	1987	Placebo	25	28	2 × 750 antiXa E ORG	50	4
Turpie [68]	1992	2 × 5000 E UFH	42	43	2 × 750 antiXa E ORG	45	13
Prins [54]	1989	Placebo		50	2 × 2500 antiXa E F[δ]		22
Sandset	1990	Placebo		34	1 × 3000–3500 antiXa E F[δ]		36

UFH unfraktioniertes Heparin; *NMH* niedermolekulares Heparin; *DHE* Dihydroergotamin
C[α] Certoparin (Embolex R); *F[δ]* Dalteparin (Fragmin)

[47, 67, 68]. Für gemischte internistische Patientenkollektive liegen fünf Untersuchungen mit NMH vor (Tabelle 8), von denen eine placebo-kontrolliert durchgeführt wurde, die anderen im Vergleich mit UFH. Sie zeigen in allen Patientengruppen eine niedrige Thromboseinzidenz von < 5 % (nur in der Placebo-Gruppe 9 %). Das dürfte damit zu erklären sein, daß nur teilweise Hochrisiko-Patienten enthalten waren, wenig sensitive Nachweismethoden eingesetzt wurden und (außer der Placebo-Gruppe) jeweils als wirksam geltende Prophylaktika angewendet wurden.

Tabelle 8. Prophylaxe venöser thromboembolischer Komplikationen bei allgemein-internistischen Patienten.

Autor	Publ.-jahr	Kontro.-methode	Kontroll-Kollektiv Dosierung	n	% Thr.	Verum Dosierung	n	% Thr.	P
Dahan [8]	1986	RFT	Placebo	131	9	60 mg/die (α) Pharmuka 10169	132	3	0,03
Poniewierski [53]	1988	klin. thermogr.	2 × 5000 E UFH	96	0	1 × 2500 E Dalteparin	96	1	
Harenberg [23]	1990	klin. Doppler VVPl.	3 × 5000 E UFH	82	4,5	1 × 1500 E Certoparin	84	3,6	
HESIM [24, 26]	1996	Klin. Kompr.-Sonogr.	3 × 5000 E UFH	780	0,5	1 × 36 mg Nardroparin	810	0,7	0,012
Lechler [36]	1994		3 × 5000 E UFH	443	1,4	40 mg Enoxaparin	442	0,2	

RFT Radiofibrinogentest; *VVPl* Venenverschlußplethysmographie;
UFH unfraktioniertes Heparin; (α) Enoxaparin

Bei der Anwendung niedermolekularer Heparine und Heparinoide ist zu beachten, daß für diese Präparate zur Zeit (März 1996) noch keine Zulassung für Patienten mit internistischen Erkrankungen besteht. Sie können bei noch nicht zugelassenen Indikationen angewandt werden, wenn der behandelnde Arzt aufgrund seiner Kenntnis der einschlägigen Literatur und eigener Erfahrungen der Überzeugung ist, daß sie bei dem von ihm zu behandelnden Patienten in der konkreten Situation ein günstigeres Nutzen/Risiko-Verhältnis aufweisen als das unfraktionierte Heparin.

„Will der Arzt statt des für das Anwendungsgebiet zugelassenen Arzneimittels ein nichtzugelassenes wählen, so wird er dies dem Patienten im Aufklärungsgespräch mitteilen und ihn über die Gründe seiner Entscheidung informieren müssen ... Im Schadensfall wird er vor Gericht darlegen müssen, aus welchen Gründen (bessere Wirksamkeit, geringere Nebenwirkungen) er sich für die Anwendung des Medikaments außerhalb des zugelassenen Anwendungsgebietes entschieden hat" [72].

Empfehlungen für den klinisch-praktischen Alltag

1. Sowohl bei stationären, wie auch bei ambulanten internistischen Patienten, die eine mit erhöhter Thrombosegefährdung verbundene Erkrankung aufweisen, ist – insbesondere bei Vorliegen thrombosefördernder Umstände – eine medikamentöse Thromboseprophylaxe notwendig. Damit kann das Auftreten von Thrombosen im tiefen Venensystem der Beine erheblich reduziert, jedoch nicht völlig vermieden werden.
2. Die medikamentöse Prophylaxe sollte im Regelfall mit zwei- oder dreimal täglicher s.c. Injektion von 5.000E eines unfraktionierten Heparin-Präparates (UFH) erfolgen. Bei stark übergewichtigen Patienten können dreimal 7.500 E appliziert werden.
3. Niedermolekulare Heparine (NMH) haben den Vorteil, daß sie nur einmal täglich injiziert werden müssen und offenbar weniger Nebenwirkungen hervorrufen als UFH. Nachteilig ist ihr hoher Preis und die Tatsache, daß nur ein Teil ihrer Wirkung durch Protaminsulfat aufgehoben werden kann. Ihre Anwendung ist z. Zt. nur bei Hochrisiko-Patienten oder nachgewiesener Unverträglichkeit von UFH in Erwägung zu ziehen.
4. Als potentiell gefährliche Nebenerscheinung können alle Heparin-Präparate (UFH und NHM) eine Thrombozytopenie auslösen, auf die durch wöchentliche Blutbildkontrollen geachtet werden muß. Darüber muß der Patient aufgeklärt werden. Hingegen sind Gerinnungskontrollen unter low-dose-Heparin-Prophylaxe nicht generell erforderlich.
5. Unter besonderen Bedingungen (Heparin-Allergie, HIT) kann bzw. muß – nach besonders intensiver Aufklärung des Patienten – auf Heparinoide zurückgegriffen oder auf orale Antikoagulantien umgestellt werden.
6. Bei chronischer Thrombosegefährdung sind unter strenger Beachtung von Kontraindikationen orale Antikoagulantien in niedriger Dosierung angebracht (INR 1,5–2,5).
7. Die alleinige Anwendung physikalischer Prophylaxe-Methoden ist nur gerechtfertigt, wenn medikamentöse Maßnahmen nicht anwendbar sind. Der zusätzliche Einsatz von Antithrombose-Strümpfen mit graduiertem Andruck, intermittierender Wadenkompression bzw. Bewegungstraining im Bett ist jedoch zur Verstärkung der medikamentösen Maßnahmen sinnvoll.
8. Bei Schwerstkranken bzw. Moribunden muß der individuelle Nutzen einer primären Thromboseprophylaxe kritisch bewertet werden.

Literatur

1. Arcelus JI et al.(1991) Venous thromboembolism prophylaxis and risk assessment in medical patients. Semin Thrombos Haemostas 17 (Suppl. 3):313
2. Beer JH (1992) Prophylaxe der venösen Thromboembolie bei internistischen Patienten. Ther Umschau 49:825–832
3. Bergqvist D et al. (1995) Prevention of venous thromboembolism. In: Clement DI et al. (eds) Medical patients. Med-Orion Publ. Comp., London Los Angeles Nicosia, pp 319–325
4. Breddin HK, Schmutzler R (1989) Editorial: Niedermolekulare Heparine. Hämostaseologie 9(5):3

5. Bruhn HD (1983) Blutungskomplikationen bei Prophylaxe mit niedrig dosiertem Heparin. – Probleme bei internistischen Patienten. In: Tilsner V, Matthias FR (Hrsg) Probleme der low-dose Heparin-Thromboseprophylaxe. 26. Hamburger Symp. über Blutgerinnung 1983. Edition Rosch, Basel-Grenzach-Wyhlen, S. 149
6. Cruickshank JM et al. (1988) Air travel and thrombotic episodes – the economy class syndrome. Lancet 1988/II:497–498
7. Czechanowski B, Heinrich F (1981) Prophylaxe venöser Thrombosen bei frischem ischämischem zerebrovaskulärem Insult. Doppelblindstudie mit Heparin-Dihydergot*. Dtsch med Wschr 106:1254–1260
8. Dahan R et al. (1986) Prevention of deep vein thrombosis in elderly medical in-patients by a low molecular weight heparin: a randomized double-blind trial. Haemostasis 16:159–164
9. Daiss W, Dölle W (1989). Was ist gesichert in der medikamentösen Thromboseprophylaxe unter besonderer Berücksichtigung niedermolekularer Heparine. Internist 30:784–789
10. Emerson PA, Marks P (1977) Preventing thromboembolism after myocardial infarction: effect of low dose heparin or smoking. Br Med J 1977/I:18–20
11. Fichtner J (1988) Zur Prophylaxe von Beinvenenthrombosen bei frischem ischämischem zerebrovaskulärem Insult mit 2 × 2500 IE Heparin-DHE s.c. Dissertation, Universität Heidelberg
12. Forbes CD, Lowe GDO (1987) Low-dose heparin for prevention of deep vein thrombosis and pulmonary embolism in medical patients. Scot Med J 32:67–68
13. Forni AL, Murray HW (1992) Drug fever induced by heparin. Amer J Med 92:107
14. Gatterer R (1986) Ergotism as complication of thromboembolic prophylaxis with heparin and dihydroergotamine. Lancet 1986/II, 638–639
15. Gelmers HJ (1980) Effects of low-dose subcutaneous heparin on the occurence of deep vein thrombosis in patients with ischemic stroke. Acta Neurol Scand 61:313–318
16. Haas S, Haas P (1996) Niedermolekulare Heparine – Die Anwendung in Klinik und Praxis. ZETT-Verlag, Steinen
17. Hach-Wunderle V (1993) Vorteile von niedermolekularen Heparinen zur Prophylaxe und Therapie in der inneren Medizin. Hämostaseologie 13:S24–S27
18. Hach-Wunderle V (1995) Ätiologie und Epidemiologie der Venenthrombose. Die Vielfalt der thrombophilen Risikofaktoren. Krankenhausarzt 68:556–562
19. Hager K, Platt D (1991) Vorsorge und Behandlung venöser thromboembolischer Ereignisse im Alter. Urologe (B) 31:55–60
20. Halkin H et al. (1982) Reduction of mortality in general medicine inpatients by low dose heparin prophylaxis. Ann Int Med 96, 561–565
21. Handley AJ (1972) Low dose heparin after myocardial infarction. Lancet 1972/II:623–624
22. Harenberg J (1990) Primär- und Sekundärprophylaxe thrombembolischer Erkrankungen. Welche Patienten profitieren ? Therapiewoche 40:2232–2238
23. Harenberg J et al. (1990) Randomized controlled study of heparin and low molecular weight heparin for prevention of deep-vein thrombosis in medical patients. Thrombosis Research 59:39–650
24. Harenberg J et al. (1992) Heparin study in internal medicine (HESIM): Design and preliminary results. Thrombosis Research 68:33–43
25. Harenberg J (1994) Prophylaxe der Thrombose und Lungenembolie. Wirksamkeit von Aspirin nicht belegt. Dtsch Ärztebl 91:A 2334–2337, B 1752–1754, C 1520–1522
26. Harenberg J et al. (in press) Subcutaneous low-molecular-weight heparin versus standard heparin and the prevention of thromboembolism in medical inpatients. Haemostasis 288
27. Hastings GE et al. (1993) Recent developments in the diagnosis, treatment, and prevention of pulmonary embolism. Arch Fam Med 2:655–669
28. Heijboer H et al. (1990) Deficiencies of coagulation-inhibiting and fibrinolytic proteins in out-patients with deep vein thrombosis. N Engl J Med 323, 1512–1516
29. Heinrich F, Czechanowski B (1980) Thromboemboliepropylaxe in der inneren Medizin. Krankenhausarzt 53:479–482

30. Hirsh J, Levine MN (1992) Low molecular weight heparin. Review article. Blood 79, 1–17
31. Jaques LB (1985) Heparin. Ein neues Konzept seiner Natur und seiner Wirkung. Teil III. Die klinische Wirkung des Heparins. Hämostaseologie, 5:121–126
32. Kierkegaard A et al. (1987) Incidence of deep vein thrombosis in bedridden non-surgical patients. Acta Med Scand 222:409–414
33. Knoch G (1987) Zur Prophylaxe von Beinvenenthrombosen bei frischem ischämischem zerebrovaskulärem Insult mit 2 × 2500 IE Heparin-DHE s.c. Teil I: Risikofaktoren und Häufigkeit von Venenthrombosen. Dissertation, Universität Heidelberg
34. Kriessmann A (1988) Prophylaxe venöser Thrombosen. Münch Med Wschr 130:404-406
35. Lang M et al. (1986) Überwachung der Heparintherapie mit der Thrombinzeit und der aktivierten, partiellen Thromboplastinzeit - ein Vergleich. Schweiz Med Wschr 116, 1681–1684
36. Lechler E et al. (1994) A randomised, multicentre double blind study investigating the efficacy and safety of the low molecular weight heparin enoxaparin versus unfractionated heparin in the prevention of thromboembolism in immobilised medical patients. Ann Hematol 68 (Suppl. II, Abstr. 52):A 52
37. Malsch R, Harenberg J (1996) Eigenschaften und Analytik von Heparinoiden. Hämostaseologie 16:1–5
38. Marbert GA (1992) Niedermolekulare Heparine: vorteilhaftes Wirkungsprofil für Prophylaxe und Therapie venöser Thrombosen. Ther Umschau 49:843–849
39. Maurer BJ et al. (1970) Frequency of venous thrombosis after myocardial infarction. Lancet 1970/II:1385–1387
40. McCarthy ST et al. (1977) Low dose heparin as a prophylaxis against deep-vein thrombosis after stroke. Lancet 1977/II:800–801
41. McCarthy ST, Turner J (1986) Low-dose subcutaneous heparin in the prevention of deep-vein thrombosis and pulmonary emboli following acute stroke. Age and Ageing 15:84–88
42. Molnar L et al. (1981) Phlebothrombose der unteren Extremitäten bei Kranken mit Hemiplegie nach zerebralem Insult. Folia angiol 29:16–19
43. Moser KM et al. (1981) Deep venous thrombosis and pulmonary embolism. Frequency in a respiratory intensive care unit. J Amer Med Ass 246:1422–1424
44. Mück, AO, Mück S, Heinrich F (1989)Venöse thromboembolische Komplikationen bei frischem ischämischem zerebrovaskulärem Insult. Teil I: Thromboserisikofaktoren. Teil II: Häufigkeit, Lokalisation und Zeitpunkt von Beinvenenthrombosen. Med Welt 40:763–769, 843–848
45. Mück AO, Mück S, Heinrich F (1990) Thromboembolien bei frischem Hirninsult. Z Geriat 3:101–106
46. Mück AO, Heinrich F (1992) Thromboembolieprophylaxe mit niedrigdosierten Heparinregimen bei frischem Schlaganfall. Med Klinik 87:422–427
47. Mück AO et al. (im Druck) Randomisierte kontrollierte Studie zur Thromboembolie-Prophylaxe bei frischem ischämischem Hirninsult mit einmal vs zweimal täglicher Applikation von niedermolekularem Heparin-Dihydergot. Krankenhausarzt
48. Murray TS et al. (1971) Leg-vein thrombosis following myocardial infarction. Lancet 1971/II:792
49. Nawroth PP, Hach-Wunderle V: Venöse Thrombose. In: Naworth PP, Lasch HG (Hrsg.): Vaskuläre Medizin UniMed (1996) (im Druck)
50. Nicolaides AN et al. (1971) Myocardial infarction and deep vein thrombosis. Brit Med J 1971/I:432
51. Omri A et al. (1989) Low molecular weight heparin NOVO (LHN-1) does not cross the placenta during the second trimester of pregnancy. Thromb Haemostas 61, 55–56
52. Partsch H, Kahn P (1982) Venöse Strömungsbeschleunigung im Bein und Becken durch Anti-Thrombose-Strümpfe. Klinikarzt 11:609–615
53. Poniewierski I et al. (1988) Über die Wirksamkeit niedermolekularen Heparins (Fragmin) in der Thromboembolieprophylaxe bei internistischen Patienten. Eine randomisierte Doppelblindstudie. Med Klin 83:241–245

54. Prins MH et al. (1989) Prophylaxis of deep venous thrombosis with a low molecular weight heparin (Kabi 2165/Fragmin) in stroke patients. Haemostasis 19:245–250
55. Psuja P et al. (1987) Binding of heparin to human endothelial cell monolayer and extracellular matrix culture. Thrombosis Research 47, 469–478
56. Rentsch HP (1987) Thromboembolische Komplikationen nach akuten Hemiplegien. Schweiz med Wschr 117:1853–1855
57. Riedler GF (1977) Thromboseprophylaxe in der Inneren Medizin. Ther Umschau 34:363–367
58. Riedler GF (1977) Low-dose-Heparin in der inneren Medizin. Schweiz Rundsch Med 66:573–579
59. Scati Group (1989) Randomised controlled trial of subcutaneous calcium heparin in acute myocardial infarction. Lancet 1989/II, 182–186
60. Schöndorf TH et al. (1978) Klinische und in vitro-Untersuchungen zur therapeutischen Breite von Acetylsalicylsäure zur Thromboseprophylaxe. Klin Wschr 56:1113–1118
61. Schrader J (1990) Was tun bei venösen Thromboembolien ? Primär- und Sekundärprophylaxe. Therapiewoche 40:2141–2149
62. Steffensen KA (1969) Coronary occlusion treated with low dose heparin. Acta Med Scand 186:519–521
63. Straub PW (1990) Thromboembolieprophylaxe bei Herzinfarkt, Kardiomyopathie und Vorhofflimmern. Schweiz med Wschr 120:365–371
64. Svigelj V et al. (1991) Low-dose subcutaneous heparin decreases mortality from pulmonary embolism in patients with ischemic stroke. Neurol Croat 40:23–29
65. Thommen et al. (1989) Hämostaseparameter bei 55 Patienten mit venösen und/oder arteriellen Thromboembolien. Schweiz Med Wschr 119:493–499
66. Tsapatsaris NP (1991) A cause of hematoma of rectus abdominis. Arch Int Med 151:597
67. Turpie AGG et al. (1987) Double blind randomised trial of ORG 10172 low molecular weight heparinoid in prevention of deep vein thrombosis in thrombotic stroke. Lancet 1987/II:523–526
68. Turpie AGG (1992) A low-molecular-weight heparinoid compared with unfractionated heparin in the prevention of deep vein thrombosis in patients with acute ischemic stroke. Ann Int Med 117:353–357
69. Warlow C et al. (1972) Venous thrombosis following strokes. Lancet 1972/I:1305–1306
70. Warlow C et al. (1973) A double blind trial of low dose of subcutaneous heparin in the prevention of deep vein thrombosis after myocardial infarction. Lancet 1973/II:934–936
71. Warlow C et al. (1976) Deep venous thrombosis of the legs after strokes. Brit Med J 1976/I:1178–1182
72. Weissauer W (1993) Niedermolekulare Heparine mit begrenzter Zulassung. Fortschr Med 111:40–42
73. Wenig C, Wenzel E (1980) Prophylaxe der Venenthrombose in der Neurologie. Z Allgemeinmed 56:1613–1620
74. Witt I, Krauss M (1996) APC-Resistenz: Klinik, Pathophysiologie und Diagnostik. Hämostaseologie 16:60–67
75. Wray R et al. (1973) Prophylactic anticoagulant therapy in the prevention of calf vein thrombosis after myocardial infarction. N Engl J Med 288:815
76. Wuppermann T (1993) Thromboseprophylaxe: Eine Standortbestimmung. Med Klinik 88:583–585

Kapitel 5

Thromboseprophylaxe in der interventionellen Kardiologie – Ausgewählte Aspekte

C. Bode, T. Nordt und K. Peter

Zusammenfassung

Die perkutane transluminale Koronarangioplastie (PTCA) gehört heute zu den etablierten Verfahren zur Therapie der koronaren Herzerkrankung. Ständig verbesserte Kathetertechnologie sowie eine gröbere Erfahrung der Operateure erlauben heute eine primäre Erfolgsrate von über 90 %, obwohl zunehmend komplexe Stenosen dilatiert werden [9]. Die Erfolge der Methode werden akut durch Gefäßdissektionen mit konsekutivem Gefäßverschluß und langfristig durch eine Restenoserate von 30–50 % limitiert. Auch alternative Techniken, die Gewebe des atheroskleotischen Plaques entfernen, wie die Atherektomie oder die Rotablation, haben die Restenoserate nicht wesentlich senken können [1, 20]. Besonders die Wiedereröffnung von Gefäßverschlüssen ist mit einer hohen Reverschlußrate belastet.

Intrakoronare Gefäßstützen (Stents) werden implantiert, um Akutkomplikationen zu vermeiden und die Restenoserate zu senken [7, 15]. Ihre Eigenschaft, Gefäßeinrisse abdichten und Gewebeläppchen an der Gefäßwand fixieren zu können, läßt sie insbesondere bei Gefäßdissektionen durch PTCA als attraktive Alternative zur akuten Bypassoperation erscheinen. Ein akuter Gefäßverschluß, der mit einer Letalität von 2–8 % und einer Infarkthäufigkeit von 20–50 % belastet ist, kann meist durch einen Stent verhindert werden [8]. Alle derzeit zur Verfügung stehenden Stents bestehen aus Metall und sind daher, wenn auch in unterschiedlichem Ausmaß, thrombogen. Daher wird in den meisten Zentren eine anschließende Antikoagulation und meist zusätzlich eine thrombozytenhemmende Therapie durchgeführt. Während das Ziel früher Therapieschemata eine möglichst vollständige Ausschaltung der Gerinnung unter Inkaufnahme einer gröberen Zahl von Blutungen und vaskulären Problemen an der arteriellen Zugangsstelle war, scheinen neuere Schemata durch gezielte Beeinflussung insbesondere der Thrombozytenfunktion eine günstigere Risiko/Nutzen Relation aufzuweisen. Im vorliegenden Bericht sollen die Erfahrungen mit unterschiedlichen Behandlungsschemata zur gerinnungshemmenden Therapie geschildert und kritisch bewertet werden.

PTCA und Antikoagulation

Obwohl bei PTCA Eingriffen routinemäßig mit Heparin antikoaguliert wird, ist die günstigste Heparindosierung in bezug auf die Risiko-Nutzen-Relation nicht bekannt. Nach neueren Daten erscheint eine hohe Heparindosierung gerechtfertigt. Patienten mit hoher Antikoagulation (gemessen mittels ACT – „activated clotting time“) erleiden weniger akute Gefäßverschlüße und haben kein erhöhtes Blutungsrisiko [11]. Es besteht eine signifikante inverse Relation zwischen der Intensität der Antikoagulation und dem Risiko eines akuten Gefäßverschlusses. Während gewöhnlich ACT Werte zwischen 300 und 350 s angestrebt werden, konnte in dieser Studie gezeigt werden, daß thrombotische Risiken linear mit ACT Werten bis über 500 s abnehmen. Sollten gröbere, prospektive Studien diese Analysen bestätigen, sollte in Zukunft stärker antikoaguliert werden.

In der noch unveröffentlichten, randomisierten, placebokontrollierten EPILOG-Studie wurde der Effekt von ReoPro auf die Verhinderung von Komplikationen bei PTCA untersucht. ReoPro ist die gentechnologisch humanisierte Form des Antikörpers 7E3, der ein Inhibitor des Thrombozytenrezeptors GP IIb/IIIa ist. Der Einsatz dieses Thrombozytenaggregationshemmers bei Routine-PTCA führte zu einer so erheblichen Abnahme des kombinierten Studienendpunkts Tod oder Myokardinfarkt (Abnahme von etwa 70 %), daß die Studie vorzeitig abgebrochen wurde. Nach vorläufigen Berichten kam es nicht zu einer Zunahme von Blutungskomplikationen. Diese Ergebnisse bestätigen die Resultate der EPIC Studie, die eine Abnahme ischämischer Komplikationen unter Therapie mit ReoPro bei hochrisiko-PTCA berichtete [19]. Die günstigen Resultate der EPIC-Studie konnten auch 6 Monate nach dem Eingriff noch nachgewiesen werden [21]. Da in dieser Studie das Blutungsrisiko unter ReoPro erhöht war, ist die Forderung nach einer differenzierten antithrombotischen Therapie bei Patienten mit niedrigem und hohem PTCA Risiko, das sich relativ gut charakterisieren läßt, sicher gerechtfertigt [17].

Risikofaktoren der Stentthrombose

Die notfallmäßige Implantation von Stents, meist vorgenommen aufgrund einer Dissektion der Koronararterie nach PTCA, hat ein deutlich höheres Risiko (8–15 %) der akuten und subakuten Stentthrombose als die elektive Implantation [6]. Ein der zu dilatierenden Stenose nachgeschaltetes Abflußhindernis, sei es eine zweite, periphere Stenose oder ein schlechter Abfluß in die Mikrozirkulation, begünstigt die Thrombose. Auch sind Gefäße mit einem Durchmesser < 3,0 mm mit einem deutlich höheren Risiko belastet als gröbere Gefäße mit gutem Fluß. Schließlich ist auch mit zunehmender Zahl der in eine Gefäßregion implantierten Stents mit einem zunehmenden Thromboserisiko zu rechnen [4]. Die Stentimplantation bei Ostiumstenosen nativer Koronararterien oder bei aortalen Anastomosen von Bypassvenenbrücken ist nicht mit einem außergewöhnlich hohen Thromboserisiko belastet [13], während das Restenoserisiko allerdings erhöht ist; deshalb sind alternative Verfahren zu erwägen [12]. Stenosen alter Bypassvenenbrücken können auch distal des Ostiums mit sehr gutem Ergebnis mit Stent versorgt werden, allerdings wurden erhebliche Blutungskomplikationen berichtet, die in 22 % der Fälle transfusionsbedürftig waren [16].

Konventionelle Therapieschemata bei Stentimplantation

Auch die in größeren Studien verwendeten Regime zur Antikoagulation und Thrombozytenhemmung wurden aufgrund theoretischer Überlegungen und tierexperimenteller Erfahrungen konzipiert und empirisch weiterentwickelt. Als Referenzstandart zu neueren Therapieschemata soll das sehr ähnliche Antikoagulationsschema der beiden groben randomisierten Studien, die zum Vergleich PTCA-versus primäre Stentimplantation in den Jahren 1991–1993 durchgeführt wurden, herangezogen werden.

In der Benestent-Studie [15], die konventionelle PTCA mit und ohne elektive Stentimplantation (Palmaz-Schatz) randomisiert bei Patienten mit stabiler Angina pectoris und einer einzigen Koronarstenose vergleicht, wurden 262 Patienten wie folgt behandelt: 250–500 mg ASS/Tag und 75 mg Dipyridamol 3mal/Tag für 6 Monate mit Beginn dieser Therapie am Tage vor dem elektiven Eingriff. Während des Eingriffes wurden 1000 ml Dextran sowie 10 000 IU Heparin verabreicht. Nach Entfernung der Schleuse wurde die Therapie mit Heparin (nach aPTT) und oraler Antikoagulation fortgesetzt. Frühestens 36 h nach Erreichen des vorgegebenen Zielwerts der oralen Antikoagulation (INR 2,5–3,5) wurde Heparin ausgeschlichen. Die orale Antikoagulation wurde für 3 Monate fortgesetzt.

Auch in der Streß-Studie [7] wurde die elektive, konventionelle PTCA mit der Stentimplantation (Palmaz-Schatz) bei selektionierten Patienten verglichen, die eine kurzstreckige Stenose in einem groben Gefäß (Durchmesser mindestens 3 mm) aufwiesen. 207 Patienten wurden ebenfalls bereits am Tage vor dem Eingriff mit ASS (325 mg/Tag), Dipyridamol 3mal 75 mg/Tag behandelt. Dextran, Heparin und orale Antikoagulation wurden wie in der Benestent Studie verabreicht, wobei die Antikoagulation vergleichbar scharf eingestellt wurde (INR 2,0–3,5). Die orale Antikoagulation und Dipyridamol wurden nach einem Monat abgesetzt, während ASS ohne zeitliche Begrenzung weiter verabreicht wurde.

In der Benestent-Studie kam es in 3,5 % der Fälle zu angiographisch dokumentierten Stentthrombosen während des Krankenhausaufenthaltes, der durchschnittlich 8,5 Tage betrug. In der Streß-Studie waren es vergleichbare 3,4 % bei elektiver Stentimplantation, aber 21,4 % bei notfallmäßiger (Bail-out-)Implantation, wobei sich der Verschluß im Mittel nach 6 Tagen ereignete. Blutungen und vaskuläre Komplikationen an der femoralen Einstichstelle werden in Benestent-Test mit 13,5 % angegeben (zum Vergleich: PTCA ohne Stent: 3,1 %). Ein Patient starb während der chirurgischen Behandlung einer durch die Stentimplantation verursachten arteriovenösen Fistel. In der Streß-Studie waren 7,3 % betroffen (3,9 % chirurgische Intervention an der Einstichstelle, 4,9 % transfusionsbedürftige Blutungen). Die Autoren kommen zu dem Schluß, daß die hohe Rate an Blutungen und vaskulären Komplikationen die Akzeptanz der Stentimplantation als Routineeingriff deutlich reduziert.

Neuere Therapieschemata

Systematische Untersuchungen von Simon et al. führten zu der Erkenntnis, daß Dipyridamol und Dextran nicht meßbar zum Therapieerfolg beitragen und daher verzichtbar erscheinen [18]. Die orale Antikoagulation wurde bis vor kurzer Zeit nicht in Frage gestellt. Es herrschte die Vorstellung, das wenigstens bis zur Endothelialisierung des Stents orale Antikoagulation und thrombozytenhemmende Therapie zusammen zu verabreichen seien, d. h. für wenigstens 4 Wochen [4].

Demgegenüber wurden vielversprechende Ergebnisse mit einem Regime berichtet, das Aspirin und Ticlopidin kombiniert [10]. Colombo et al. konnten zeigen, daß bei nach angiographischen und intravaskulären Ultraschallkriterien optimal plazierten Stents auf eine orale Antikoagulation verzichtet werden kann [3]. In einer Serie von 359 untersuchten Patienten kam es unter Ticlopidin (2mal 250 mg/Tag für 1–2 Monate) und Aspirin (325 mg/Tag für 3–5 Tage) zu einem angiographisch dokumentierten Stentverschluß nach 6 Monaten bei 1,6 % der behandelten Patienten. Eine kleinere Zahl der Patienten wurde nur mit Aspirin behandelt (Stentthromboserate 1,4 %).

In unserer Institution wurden zwischen Januar 1993 und März 1995 293 Patienten mit Notfallstents versorgt. 163 Patienten wurden konventionell mit oraler Antikoagulation, Aspirin und Heparin behandelt, während 130 Patienten Heparin nur während des Eingriffs und anschließend Aspirin (100 mg/Tag) und Ticlopidin (2mal 250 mg/Tag) erhielten. In der Aspirin-plus-Ticlopidin-Gruppe kam es zu gegenüber der Gruppe mit oraler Antikoagulation zu signifikant weniger thrombotischen Verschlüssen (1,5 % vs. 9,2 %; p = 0,01), weniger Gefäßkomplikationen an der Stelle des arteriellen Zugangs (7,7 % vs. 25,8 %; p = 0,0001) und weniger Blutungen (2,3 % vs 11,0 %; p = 0,008; 14). Auf eine routinemäßige Kontrolle des PTCA-Ergebnisses durch intravaskulären Ultraschall wurde verzichtet.

Neue Entwicklungen

- Direkte Antithrombotika wie z. B. das Hirudin haben sich als Medikation bei PTCA bereits bewährt [16] und versprechen eine stärkere antikoagulatorische Wirkung als Heparin [10]. Ein durch Koppelung an einen Antikörper fibrinspezifisches Hirudin ist lokal wesentlich wirksamer als Hirudin [2] und verspricht eine weiter verbesserte Risiko-Nutzen-Relation.
- Thrombozytenhemmende Substanzen, die deutlich wirksamer sind als Aspirin, wie z. B. der bei Hochrisiko-PTCA bereits bewährte monoklonale Antikörper c7E3 [19] könnten neben ihrem Einsatz bei der PTCA die Kombination aus Aspirin und Tyklid bei Stentimplantation ergänzen oder ablösen. Eine große Zahl von direkten Antithrombinen und Blockern des Thrombozytenrezeptors GP IIb/IIIa, der die Thrombozytenaggregation vermittelt, befinden sich derzeit in Testung. Insbesondere oral verfügbare Substanzen würden eine erwünschte Erweiterung des Therapiespektrums darstellen.
- Neue, weitgehend athrombogene Stents, die ihre Antikoagulation in Form von imprägnierten Medikamenten oder Zellen selbst lokal vor Ort bringen [5], stellen eine weitere attraktive Variante dar. Radioaktive Stents könnten schließlich das Problem der Restenose vermindern helfen.

Von besonderem Interesse erscheint aber die Feststellung, daß ein Mehr an Antikoagulation bei Stentimplantation nicht zur Verbesserung der Stenttherapie beitrug. Der anti-thrombozyten Therapie scheint die größere Bedeutung zuzukommen. Möglicherweise ist eine breite Antikoagulation unnötig, und eine maßgeschneiderte, an nur einem oder wenigen Punkten wirksam ansetzende Therapie bietet eine bessere Balance zwischen Thromboseschutz und Vermeidung vaskulärer Komplikationen. Kontrollierte Studien zum Vergleich unterschiedlicher Therapieschemata werden in der Zukunft erforderlich sein, um für Patienten, die einer Intervention bedürfen, das beste Therapieregime festlegen zu können.

Literatur

1. Adelman AG, Cohen EA, Kimball BP et al. (1993) A comparison of directional atherctomy with balloon angioplasty for lesions of the left anterior descending coronary artery. N Engl J Med 329: 228–233
2. Bode C, Hudelmayer M, Mehwald P (1994) Fibrin-targeted recombinant hirudin inhibits fibrin deposition on experimental clots more efficiently than recombinant hirudin. Circulation 90: 1956–1963
3. Colombo A, Hall P, Nakamura S et al. (1995) Intracoronary stenting without anticoagulation accomplished with intravascular ultrasound guidance. Circulation 91: 1676–1688
4. De Jaegere P, de Feyter P, van der Giessen W, Serruys P (1993) Endovascular stents: preliminary results and future developments. Clin Cardiol 16: 369–378
5. Dichek DA, Neville R, Zwiebel J, Freeman S, Leon M, Anderson W (1989) Seeding of intravascular stents with genetically engineered endothelial cells. Circulation 80: 1347–1353
6. Fajadet J, Jenny D, Guagliumi G, Cassagneau B, Robert G, Marco J (1992) Does the indication for coronary stenting influence clinical results? J Am Coll Cardiol 19: 198A (Abstr)
7. Fischman DL, Leon M, Baim D et al. for the Stent Restenosis Study Investigators (1994) A randomized comparison of coronary-stent placement and balloon angioplasty in the treatment of coronary artery disease. N Engl J Med 331: 496–501
8. Goldberg S, Savage M, Fishman D (1995) Coronary artery stents. Lancet 345: 1523–1524
9. Landau C, Lange R, Hillis D (1994) Percutaneous transluminal coronary angioplasty. N Engl J Med 330: 981–993
10. Morice MC, Bourdonnec C, Biron Y et al. (1994) Coronary stenting without coumadin. Phase II. J Am Coll Cardiol: 335A (Abstr)
11. Narins CR, Hillegass WB, Nelson CL (1996) Relation between activated clotting time during angioplasty andabrupt closure. Circulation 93: 667–671
12. Popma JJ, Brogan W, Pichard A, Satler L, Kent K, Mintz G, Leon M (1993) Rotational coronary atherectomy of ostial stenoses. Am J Cardiol 71: 436–438
13. Rocha-Singh K, Morris N, Wong C, Schatz R, Teirstein P (1995) Coronary stenting for treatment of ostial stenoses of native coronary arteries or aortocoronary saphenous venous grafts. Am J Cardiol 75: 26–29
14. Ruef J, Nordt TK, Peter K, Bode C et al. Manuskript in Vorbereitung
15. Serruys PW, de Jaegere P, Kiemeneij F et al. for the Benestent Study Group (1994) A comparison of balloon-expandable-stent implantation withballoon angioplasty in patients with coronary artery disease. N Engl J Med 331: 489–495
16. Serruys PW, Herrman JP, Simon R et al. on behalf of the HELVETICA Investigators (1995) A comparison of heparin with recombinant hirudin in the prevention of restenosis after coronary angioplasty in patients with unstable angina. N Engl J Med 333: 757–763
17. Silber S, Dörr R (1996) Differenzierte antithrombotische Therapie bei Patienten mit niedrigem und hohem PTCA Risiko. Herz 21: 44–59
18. Simon R, Herrmann G, Zahorsky R, Wille B, Nellessen U, Ould G (1992) Coronary stensting: are dextrane and dipyridamol really needed? J Am Coll Cardiol 19: 110A (Abstr)
19. The EPIC Investigators (1994) Use of a monoclonal antibody directed against the platelet glycoprotein IIb/IIIa receptor in high-risk coronary angioplasty. N Engl J Med 330: 956–961

21. Topol EJ, Leya F, Pinkerton CA et al. (1993) A comparison of directional atherectomy with coronary angioplasty in patients with coronary artery disease. N Engl J Med 329: 221–227
20. Topol EJ, Califf RM, Weisman HF on behalf of the EPIC Investigators (1994) Randomized trial of coronary intervention with antibody against platelet IIb/IIIa integrin for reduction of clinical restenosis: results at six months. Lancet 343: 881–886

Kapitel 6

Perioperative Thromboembolieprophylaxe in der Allgemeinchirurgie

A. Encke

Zusammenfassung

In der Allgemein-, Thorax- und Abdominalchirurgie hat sich die medikamentöse Thromboembolieprophylaxe mit niedrig-dosiertem unfraktioniertem Heparin oder niedermolekularen Heparinen gleichermaßen bewährt. Ihre Wirksamkeit und Sicherheit bezüglich einer erhöhten Blutungsbereitschaft wurden in randomisierten klinischen Studien einwandfrei belegt.

Da bisher kein Test für die Bestimmung des individuellen Thromboembolierisikos zur Verfügung steht, erscheint eine generelle Prophylaxe sinnvoll. Die medikamentöse Thromboembolieprophylaxe sollte in der Allgemeinchirurgie mit der Anwendung einer physikalischen Prophylaxe (Kompressionsstrümpfe) kombiniert werden. Bei niedrigem Thromboembolierisiko (vgl. Tabelle 1) kann auf eine Prophylaxe verzichtet werden.

Bei mittlerem und hohem Thromboembolierisiko (vgl. Tabelle 1) sollte immer eine medikamentöse Prophylaxe durchgeführt werden, wenn nicht vorbestehende oder erworbene haemorrhagische Diathesen eine Kontraindikation darstellen. Bei Hochrisikopatienten in der Allgemeinchirurgie, z. B. bei ausgedehnten Krebseingriffen ist den niedermolekularen Heparinen der Vorzug zu geben. Die Prophylaxe bedarf keiner routinemäßigen Laborkontrollen.

Subcutan appliziertes niedrig-dosiertes Heparin ist bei 8- und 12stündlicher Applikation gleich wirksam und hat ein gleich niedriges Blutungsrisiko.

Niedermolekulare Heparine sind in der vorgeschriebenen Dosierung dem niedrig-dosierten Heparin in ihrer Prophylaxe mindestens ebenbürtig, zum Teil noch überlegen. Sie haben kein vermehrtes, aber auch kein geringeres Blutungsrisiko gegenüber unfraktioniertem Heparin. Es genügt eine einmalige subcutane Applikation pro 24 Std.

Wird nach größeren Eingriffen oder Verletzungen eine postoperative Intensivbehandlung notwendig, erfolgt die initiale Thromboembolieprophylaxe zweckmäßigerweise über eine intravenöse Dauerperfusion mit niedrig-dosiertem unfraktioniertem Heparin.

Einleitung

Über die prinzipielle Notwendigkeit, bei operierten Patienten neben einer konsequent angewandten Frühmobilisation und physikalischen Maßnahmen eine generelle medikamentöse Thromboembolieprophylaxe durchzuführen, besteht inzwischen ein allgemeiner Konsens [6, 9]. Ohne eine spezielle Thromboembolieprophylaxe werden im allgemein- und abdominalchirurgischen Krankengut mittels des Radiofibrinogentests in 16 bis 30 % postoperative tiefe Venenthrombosen (TVT) diagnostiziert, von denen knapp ein Drittel oberhalb des Kniegelenkes lokalisiert sind und damit eine besondere Gefährdung bezüglich einer nachfolgenden Lungenembolie darstellen. Der Anteil klinisch erkennbarer Lungenembolien schwankt zwischen 0,2 und 5 bis 10 % je nach vorbestehenden Risikofaktoren. In szintigraphischen Serienuntersuchungen wurden nach abdominellen Eingriffen in 27 bis 44 % Lungenembolien nachgewiesen. Die Häufigkeit tödlicher Lungenembolien wird in der Allgemeinchirurgie mit 0,5 bis 1 % angegeben. 80 % der tödlichen Lungenembolien ereignen sich ohne klinische Ankündigung, d. h. ohne vorher erkennbare Thrombose. Schließlich ist auf die sozialmedizinisch bedeutsame und häufige Spätfolge des „postthrombotischen Syndroms“ hinzuweisen.

Die Unmöglichkeit der klinischen Frühdiagnose einer TVT erklärt sich aus dem Umstand, daß eine beginnende Thrombose noch keine entzündlich-schmerzhafte Reaktion der Gefäßwand oder eine venöse Abflußstörung bewirkt. Andererseits ist zu diesem Zeitpunkt das Risiko einer Lungenembolie durch die Ablösung der sehr lockeren Gerinnsel am größten. Mit Einsetzen der klinischen Symptomatik (Schmerzen, Entzündungszeichen, Ödem) gehen eine innigere Wandhaftung des Thrombus mit der Gefäßwand und eine abnehmende Emboliegefährdung einher. Dies erklärt die Häufigkeit tödlicher Embolien ohne vorangehende „klinische“ Thrombose.

Durch zahlreiche Studien kann heute belegt werden, daß durch eine geeignete medikamentöse Prophylaxe die Häufigkeit tiefer Venenthrombosen um 2/3, die von Lungenembolien um mindestens 50 % reduziert werden kann.

Die klinischen Risikofaktoren einer postoperativen Thromboembolie sind hinlänglich bekannt:

- ausgiebige Gewebeschädigung,
- längere Operationszeit (> 30 min),
- höheres Alter (> 40 Jahre),
- Übergewicht,
- Immobilisation (Bettruhe, Paresen, Gipsverbände),
- Malignome,
- frühere Thromboembolien,
- Varizen,
- cardiovaskuläre Erkrankungen,
- Volumenmangel,
- Thrombozytose,
- Leberinsuffizienz,
- nephrotisches Syndrom,
- orale Kontrazeptiva,
- Schwangerschaft und Wochenbett.

Da bisher kein verläßlicher Test zur Ermittlung eines individuellen Thromboserisikos zur Verfügung steht und sich, wie schon betont, die weit überwiegende Anzahl tödlicher Lungenembolien ohne klinische Ankündigung ereignet, erscheint nur eine generelle Thromboembolieprophylaxe sinnvoll. Dabei können allerdings in der klinischen Praxis Eingriffe mit niedrigem, mittlerem und hohem

Tabelle 1. Thromboembolierisiko bei verschiedenen operativen Eingriffen.

Risikokategorie	Dist. TVT	Risiko für Prox. TVT	Tödl. LE
Hohes Risiko Allgemeinchirurgische und urologische Operationen bei Patienten > 40 J. und frühere TVT oder LE Ausgedehnte Becken- oder Bauchchirurgie bei Karzinom Größere orthopädische Eingriffe an den unteren Extremitäten	40–80 %	10–30 %	1–5 %
Mittleres Risiko Allgemeinchirurgische Operationen bei Patienten > 40 J. mit OP-Dauer mind. 30 Min. oder < 40 J. mit oraler Kontrazeption	10–40 %	2–10 %	0,1–0,7 %
Niedriges Risiko Unkomplizierte Operationen bei Patienten < 40 J. ohne zusätzliche Risikofaktoren Kleinere Eingriffe (< 30 Min.) bei Patienten > 40 J. ohne zusätzliche Risikofaktoren	< 10 %	< 1 %	< 0,001 %

perioperativen Thromboembolierisiko unterschieden werden (Tabelle 1). Dieses Risiko bestimmt dann auch die Wahl der geeigneten prophylaktischen Maßnahmen.

Bei jedem chirurgischen Patienten müssen allgemeine prophylaktische Gesichtspunkte (frühzeitige Mobilisierung, soweit möglich; aktive Krankengymnastik, adäquate Kreislauf- und Volumentherapie, Lagerung des Patienten auf dem Operationstisch etc.) beachtet werden. Diese Maßnahmen genügen aber alleine nicht, um bei Patienten mit mittlerem und hohem Thromboembolierisiko die Rate der TVT und pulmonalen Embolien signifikant zu reduzieren. Zu diesem Zweck stehen uns spezielle physikalische und medikamentöse Maßnahmen zur Verfügung. Ausgehend von den richtungweisenden klinischen Studien in den 70er Jahren hat sich vor allem die postoperative Thromboembolieprophylaxe mit niedrigdosiertem unfraktioniertem Heparin, anschließend mit niedermolekularen Heparinen durchgesetzt.

Physikalische Thromboembolieprophylaxe

Am meisten verbreitet ist die Anwendung von Kompressionsstrümpfen, sogenannten Anti-Embolie-Strümpfen. Diese führen in kontrollierten Studien allerdings nur zu einer wirksamen Senkung des Thromboserisikos, wenn sie einen Druckgradienten von ca. 18 mmHg am Fußgelenk bis 6–8 mmHg im proximalen Oberschenkelbereich aufweisen. Bei gutem Sitz gelingt es dann, die Häufigkeit postoperativer TVT allein durch diese Maßnahme um 60 % zu reduzieren [11]. Andere wirksame physikalische Maßnahmen sind die intermittierende pneumatische Wadenkompression während der Operation und in der frühen postoperativen Phase, für die verschiedene Geräte entwickelt wurden sowie eine aktive Muskelarbeit, z. B. mit Hilfe eines „Bettfahrrads". Leider sind diese Maßnahmen aufwendig und personalintensiv. Andererseits gelingt es, durch die Kombination von Kompressionsstrümpfen mit Druckgradient und intermittierender Wadenkompression das postoperative Thromboserisiko um 85 % zu senken. Die physikalische Thromboembolieprophylaxe eignet sich speziell für Patienten mit bauch- und thoraxchirurgischen Eingriffen und wird hier in der Regel mit einer Heparinprophylaxe kombiniert. Bei Patienten mit Varizen ist ganz besonders auf gut sitzende Kompressionsstrümpfe ober einen Kompressionsverband zu achten.

Medikamentöse Thromboembolieprophylaxe

Orale Antikoagulantien vom *Cumarin*-Typ sind im Prinzip geeignet, das postoperative Thromboembolierisiko zu reduzieren [4]. Der verzögerte Wirkungseintritt, die Notwendigkeit und Problematik einer regelmäßigen Kontrolle und exakten Einstellung des Quick-Wertes, der damit verbundene Personalaufwand und die Fehlermöglichkeiten in der Applikation mit entsprechender Thrombose- oder Blutungsgefahr und nicht zuletzt der hohe Anteil von gefährdeten Patienten mit Kontraindikationen gegen diese Prophylaxe lassen die Cumarine aber heute als überholt und ungeeignet erscheinen. Sie haben dagegen nach wie vor ihren festen Platz in der mindestens sechsmonatigen Nachbehandlung einer durchgemachten tiefen Venenthrombose.

Trotz vereinzelter kleiner positiver Studien müssen *Thrombozytenaggregationshemmer* (z. B. Acetylsalicylsäure) zur Vermeidung postoperativer TVT in der Allgemeinchirurgie als nicht ausreichend angesehen werden. Sie können deshalb mit Ausnahme der Thrombozytose nach Splenektomie (Plättchenzahl > 800.000) als venöse Thromboembolieprophylaxe nicht empfohlen werden.

Dextrane haben vor allem in Schweden und den USA eine Bedeutung in der Thromboembolieprophylaxe erlangt. Ihre antithrombotische Wirkung beruht auf einer Haemodilution und venösen Zirkulationsförderung, einer Hemmung der Plättchenaggregation und einer Störung der Fibrinpolymerisation mit verbesserter Auflösbarkeit kleiner Thromben. In kontrollierten klinischen Studien erscheint die Herabsetzung der Thromboserate unbefriedigend, die Verminderung tödlicher Lungenembolien dagegen signifikant. Wegen seltener anaphylaktoider Reaktionen (Inzidenz 0,069 %) ist eine Hapten-Vorbehandlung mit dem Antidot Promed notwendig. Das Blutungsrisiko ist gering, bei präexistenter Nieren- oder Herzinsuffizienz drohen aber Komplikationen infolge der Volumenbelastung. Insgesamt hat sich deshalb die Dextranprophylaxe in der Allgemeinchirurgie gegenüber Heparin nicht durchsetzen können.

Niedrig-dosiertes Heparin s.c. („Low-dose-Heparin")

Seit Beginn der 70er Jahre hat die Prophylaxe mit s.c. appliziertem niedrig-dosiertem Heparin zu einer signifikanten und klinisch relevanten Abnahme thromboembolischer Komplikationen in der Allgemein- und Bauchchirurgie geführt. Die erste große Multicenterstudie wurde 1975 von Kakkar [12] publiziert. Die Auswertung von 70 randomisierten Studien durch Collins et al. [3] ergab für die Allgemein- und Bauchchirurgie eine Reduktion von tiefen Venenthrombosen um 67 % ± 4, für die elektive und unfallbedingte Hüftchirurgie um 68 % ± 7 und für urologische Eingriffe um 75 % ± 15 (p jeweils < 0,001). Die Rate tödlicher und nicht tödlicher Lungenembolien lag im Schnitt aller Studien um mindestens 50 % niedriger. Zwei weitere Meta-Analysen (Colditz et al. [2], Clagett und Reisch [1]) ergaben für die Allgemeinchirurgie eine Reduktion von TVT im Radiofibrinogentest von 27 % auf 9,6 % bzw. 25,2 % auf 8,7 % durch eine derartige Prophylaxe.

Die niedrig dosierte Heparinprophylaxe beginnt mit 5000 IE s.c. 2 Std. präoperativ und wird postoperativ in 8- oder 12stündigem Intervall über 7 Tage bzw. bis zur vollen Mobilisierung des Patienten fortgesetzt. Die bisher vorliegenden Studien konnten nicht nachweisen, daß die dreimalige Applikation pro die wirksamer ist als nur die zweimalige. Ernste Nebenwirkungen, in erster Linie eine Thrombozytopenie, Allergien und Hautnekrosen sind sehr selten. Allerdings hat die Diskussion um die heparininduzierte Thrombozytopenie aktuellen Aufschwung erhalten (s. Beitrag A. Greinacher).

Jede Heparinprophylaxe geht mit einer leicht erhöhten Blutungsneigung einher. Die vermehrte Blutungsbereitschaft ist aber weniger exakt erfaßbar als thromboembolische Ereignisse es sind. Klinisch bedeutsame Blutungen sind selten und in randomisierten Studien nicht häufiger als in der Kontrollgruppe. In Kauf genommen werden muß dagegen eine gewisse Rate lokaler Injektions- und Wundhämatome. Letztere werden vor allem nach gynäkologischen Eingriffen und Leistenhernienoperationen beobachtet. Sie lassen sich durch Injektion des Heparins fernab des Operationsgebietes vermeiden.

Insgesamt hat sich die niedrig-dosierte Heparinprophylaxe in der Allgemein-, Thorax- und Abdominalchirurgie, in der Gynäkologie und Urologie als sehr geeignet erwiesen. Sie empfiehlt sich deshalb für dieses Krankengut als generelle Prophylaxe.

Niedermolekulare Heparine (NMH)

Trotz der guten Wirksamkeit der niedrig-dosierten Heparinprophylaxe wurde diese zwischenzeitlich durch die niedermolekularen Heparine ergänzt bzw. abgelöst. Verschiedene Fragmente und Fraktionen des Heparins haben eine unterschiedliche gerinnungshemmende Wirkung, insbesondere auf den Faktor Xa. Diese niedermolekularen Heparine (Molekulargewicht 4000 bis 7000 Dalton) zeichnen sich durch eine längere Halbwertszeit, eine höhere Bioverfügbarkeit und eine stärker ausgeprägte Hemmwirkung auf den aktivierten Gerinnungsfaktor X im Vergleich zu ihrer Hemmwirkung auf Thrombin aus. Unter der Annahme, daß die Hemmung des Faktors Xa größere Bedeutung für den antithrombotischen Effekt des Heparins habe und die Hemmung des Thrombins eher für ein erhöhtes Blutungsrisiko verantwortlich sei, erwartete man aufgrund tierexperimenteller Studien anfangs bei den NMH eine geringere Blutungsbereitschaft. Dies konnte in späteren klinischen Studien nicht bestätigt werden. Die NMH haben sich aber in kontrollierten und randomisierten klinischen Studien bezüglich ihrer antithrombotischen Wirkung als ebenbürtig oder sogar noch wirksamer als unfraktioniertes Heparin bei gleich niedriger Blutungsfrequenz erwiesen [5]. Die heparininduzierte Thrombozytopenie (HIT) ist offenbar bei diesen Präparaten noch seltener, was in der jüngsten Diskussion um die HIT eine besondere Rolle spielt.

Wichtig für das Verständnis und die Anwendung der niedermolekularen Heparine ist die Tatsache, daß jedes dieser verschiedenen Heparinfragmente pharmakologisch ein anderes Profil, eine unterschiedliche antithrombotische Wirkung und Blutungsgefahr hat. Unklar ist noch, inwieweit die gerinnungshemmenden Eigenschaften der NMH in vitro deren antithrombotische Wirksamkeit in vivo überhaupt widerspiegeln. Jedes neue niedermolekulare Heparin muß deshalb individuell in klinischen Studien bezüglich seiner Wirksamkeit und Blutungsgefahr getestet werden [8].

Die geschilderten Eigenschaften, insbesondere auch die längere Halbwertszeit und höhere Bioverfügbarkeit bedingen in der klinischen Erfahrung, daß eine Injektion eines niedermolekularen Heparinpräparates pro 24 Std. einen ausreichenden Thromboembolieschutz gewährt. Diese für Patienten und Pflegepersonal angenehme Erleichterung dürfte vor allem zur schnellen Verbreitung der NMH in der Klinik beigetragen haben. In drei Meta-Analysen [12, 14, 15] ergab sich für die Allgemeinchirurgie eine gleiche Wirksamkeit und Sicherheit von NMH im Vergleich zu unfraktioniertem Heparin. Inzwischen stehen – wie folgene Übersicht zeigt – eine ganze Reihe von zugelassenen Präparaten, die in der Allgemeinchirurgie bezüglich ihrer Effizienz und Blutungsgefährdung in etwa als gleich wirksam angesehen werden können, zur Verfügung.

Übersicht

Präparat	Heparinfraktion
Clexane (Enoxaparin)	
20	12 mg[a]
40	24 mg[a]
Clivarin (Reviparin)	10,4 mg[a]
Fragmin (Dalteparin)	
P	15 mg[a]
forte	30 mg[a]
Fraxiparin	36 mg
Innohep (Tinzaparin)	20,8 mg[a]
Mono-Embolex NM	18 mg[a]

[a] 1. Internationaler Standard für Heparin niedriger Molekülmasse.

Tödliche Lungenembolie

Das härteste Kriterium für die Wirksamkeit einer Thromboembolieprophylaxe ist die Rate tödlicher Lungenembolien. Bezüglich des niedrig-dosierten unfraktionierten Heparins wurde die wirksame Reduktion tödlicher Lungenembolien in der Multicenterstudie von Kakkar et al. [13] und durch die Meta-Analyse von Collins et al. [3] belegt. Für die niedermolekularen Heparine liegen bisher keine prospektiven randomisierten Studien vor. Die Problematik derartiger Multicenterstudien besteht darin, daß die heutige geringe Autopsierate bei einer insgesamt erfreulicherweise seltenen Komplikation auch unter Studienbedingungen nicht genügend harte Daten ermitteln läßt. Die in den bisherigen Studien mitgeteilten Einzelbeobachtungen lassen aber auch bezüglich der tödlichen Lungenembolien eine wirksame Reduzierung durch NMH erwarten.

Besondere Gesichtspunkte

Eingriffe mit rückenmarksnaher Leitungsanaesthesie

Hier besteht eine relative Unsicherheit bezüglich des Blutungsrisikos. Nach dem gegenwärtigen Stand der Erkenntnis wurden bis heute keine statistisch signifikanten und/oder klinisch relevanten Unterschiede bezüglich der Blutungskomplikationen unter NMH gegenüber denjenigen unter unfraktioniertem Heparin gefunden. Die rückenmarksnahe Leitunsanaesthesie hat aber per se ein Blutungsrisiko. Im Einzelfall empfiehlt sich deshalb die Abwägung der thromboembolischen und haemorrhagischen Risiken, z. B. bei vorbestehenden Gerinnungsstörungen. Für die Festlegung des optimalen Zeitabstandes zwischen präoperativer Heparingabe und Peridural- bzw. Spinalanaesthesie gibt es keine eindeutigen Studienresultate. Da einige NMH mit Gabe der ersten Dosis schon am Abend vor der Operation eine gleiche Wirksamkeit zeigten, empfiehlt sich dieses Vorgehen.

Verpflichtung zur Durchführung einer medikamentösen Thromboembolieprophylaxe

Nachdem in zahlreichen randomisierten und kontrollierten Studien der Wert einer medikamentösen Thromboembolieprophylaxe mit niedrig-dosiertem Heparin oder NMH nachgewiesen wurde, sehen sich Ärzte nach Eintritt einer Thromboembolie ohne Prophylaxe zunehmend forensischen Vorwürfen ausgesetzt. Auch bei Befürwortung einer generellen Prophylaxe aus den eingangs aufgeführten Überlegungen müssen die Risiken eines thromboembolischen Ereignisses und einer prophylaxebedingten Blutung für jeden Patienten individuell bei der Indikationsstellung zum operativen Eingriff abgewogen werden. Bei Verzicht auf eine medikamentöse Thromboembolieprophylaxe empfiehlt es sich, dies im Krankenblatt zu begründen. Dabei genügt die „grundsätzliche Angst des Operateurs vor einer Blutung" wohl heute nicht mehr.

Ambulante Behandlung

Die Vereinfachung und Sicherheit der medikamentösen Thromboembolieprophylaxe mit NMH läßt diese heute auch für eine ambulante Weiterführung der Prophylaxe als geeignet erscheinen. Im Bereich der Allgemeinchirurgie gewinnt dies bei der kurzen postoperativen stationären Behandlungszeit, z. B. nach minimal-invasiven Eingriffen zunehmend an Bedeutung. Die Operationsdauer, der erhöhte intraabdominelle Druck auf die Vena cava und der erhöhte intrathorakale Druck mit Verminderung des pulmonalen Blutflusses durch das Pneumoperitoneum bei laparoskopischen Eingriffen lassen hier ein gleich hohes Thromboembolierisiko wie bei konventionellen Eingriffen erwarten [10].

Literatur

1. Clagett GP, Reisch JS (1988) Prevention of venous thromboembolism in general surgical patients – Results of meta-analysis. Ann Surg 208:227
2. Colditz GA, Tuden RL, Oster G (1986) Rates of venous thrombosis after general surgery. Combined results of randomized clinical trials. Lancet II:143
3. Collins R, Scrimgeour A, Yusuf S, Petro R (1988) Reduction in fatal pulmonary embolism and venous thrombosis by perioperative administration of subcutaneous heparin. N Engl J Med 318:1162
4. Dick W, Matis P, Mayer W (1961) Ergebnisse der alternierenden Anticoagulantienprophylaxe. Chirurg 32:443
5. Encke A, Breddin K (1988) Comparison of a low molecular weight heparin and unfractionated heparin for the prevention of deep vein thrombosis in patients undergoing abdominal surgery (European Fraxiparin Study Group). Br J Surg 75:1058
6. Encke A (1992) Thromboembolieprophylaxe in der Allgemeinchirurgie. Chirurg 63: 264–270
7. European Consensus Statement (1992). Prevention of venous thromboembolism. Internat Angiology 11:151
8. Fareed J, Walenga JM, Hoopensteadt D, Racanelli A, Coyne, E (1989) Chemical and biological heterogenity in low molecular weight heparins: Implications for clinical use and standardization. Semin Thromb Hemost 15:440
9. Haas S (1996) Risikoabschätzung thromboembolischer Komplikationen bei chirurgischen Eingriffen und Verletzungen. Akt Chir. 31:269
10. Harenberg J (1994) Thromboseprophylaxe bei minimal invasiver Chirurgie. Zentralbl Chir 119:447
11. Jeffery PC, Nicolaides AN (1990) Graduated compression stockings in the prevention of postoperative deep vein thrombosis. Br J Surg 77:380
12. Jørgensen LN, Wille-Jørgensen P, Hauck O (1993) Prophylaxis of postoperative thromboembolism with low molecular weight heparins. Br J Surg 80:689
13. Kakkar VV (1975) International multicenter Trial. Prevention of fatal postoperative pulmonary embolism by low doses of heparin. Lancet II:45
14. Leizorovicz A, Haugh MC, Sawama MM, Boissel JP (1992) Low molecular weight heparin in prevention of perioperative thrombosis. B M J 305:913
15. Nurmohamed MT, Rosendaal FR, Buller HR, Dekker E, Hommes DW, Vandenbroncke DP, Briet F (1992) Low molecular weight heparin versus standard heparin in general and orthopedic surgery: a meta-analysis. Lancet 340:152

Kapitel 7

Primäre Thromboseprophylaxe in der Unfallchirurgie

H.-G. Breyer

Zusammenfassung

Aus der Literatur ergibt sich, daß die meisten stationär behandelten unfallchirurgischen Patienten, insbesondere mit Verletzungen der Wirbelsäule, des Beckens und der unteren Extremitäten, zu den Hochrisikopatienten gezählt werden müssen, die einer individuell angepaßten medikamentösen Thromboembolieprophylaxe, insbesondere einer höher dosierten Heparinprophylaxe als sonst in der Chirurgie üblich bedürfen. Gerade in der Behandlung mit niedermolekularen Heparinen und Heparinoiden scheint hier noch ein zu erforschendes Potential zur Verbesserung der Thromboembolieprophylaxe zu liegen. Für den ausschließlich ambulanten Bereich sind in jedem Falle individuelle Risikofaktoren der Patienten zu beachten, und im Zweifelsfall ist eine medikamentöse Thromboembolieprophylaxe einzuleiten, da die hier inzwischen bekannt gewordenen Thromboseraten – insbesondere bei konservativer Behandlung von Frakturen der unteren Extremitäten – den Bereich des mittleren Risikos erreichen.

Thromboembolierisiko unfallchirurgischer Patienten

Unfallverletzte sind durch tiefe Beinvenenthrombosen und Lungenembolien stärker gefährdet als die meisten anderen Patienten. Das lokale Gewebetrauma aktiviert über direkte Gefäßverletzungen oder Gefäßkontusionen das intrinsische Gerinnungssystem, gleichzeitig aber auch mit der Freisetzung von Gewebethromboplastin das extrinsische System. Daß es nicht zu einer generellen „Hyperkoagulabilität" kommt, scheint durch die gleichzeitige Aktivierung der Fibrinolyse verhindert zu werden [13, 37].

Als weitere wesentliche thrombogene Faktoren treten gleich nach dem Unfall zumeist die Immobilisation und das Weichteilödem in der verletzten Extremität hinzu, die einerseits durch den Wegfall der Muskelaktivität die eingetretene venöse Stase fördern, andererseits eine venöse Kompression verursachen. Konzepte zu einer Thromboembolieprophylaxe müssen deshalb stets an diesen Faktorengruppen angreifen. Der Versuch, das statistische Thromboembolierisiko für die verschiedenen unfallchirurgischen Patienten zu erfassen sowie für den stationären und ambulanten Behandlungsbereich festzulegen, scheint an dem Mangel ausreichenden Zahlenmaterials zu scheitern [8].

Neben den bekannten allgemeinen Risikofaktoren (Alter, Geschlecht, Thrombose in der Anamnese, Varizen, Einnahme bestimmter Ovulationshemmer, Herz-Kreislauferkrankungen mit Störungen der Hämodynamik und Rheologie, Malignome) spielen als Cofaktoren eine Rolle:

- die Lokalisation der Verletzung (Wirbelsäule, Rumpf, untere/obere Extremität),
- die Art der Schädigung (Weichteilverletzung, Fraktur),
- die konservative immobilisierende oder die funktionelle Therapie,
- der Zeitpunkt einer übungsstabilen Osteosynthese oder Gelenkersatzoperation (Primär-, Sekundär oder Wahleingriff).

Die Kombination dieser Faktoren läßt es theoretisch zu, eine Zuordnung einzelner Patienten zu Risikogruppen vorzunehmen. Wünschenswert wäre eine individuelle Risikoeinschätzung anhand von sog. Indices aus persönlichen Daten und definierten Laborparametern. Leider sind aber bisher alle Versuche, solche Scores aufzustellen, gescheitert [17]. Hilfsweise hat sich die Einteilung in Risikogruppen aufgrund von Erfahrungswerten bewährt: Hochrisiko, mittleres Risiko, niedriges Risiko [22]. Manche Autoren sind der Ansicht, daß alle unfallchirurgischen Patienten dem Hochrisikobereich zugeordnet werden müssen [41].

Risiko-Gruppen

Aus der recht spärlichen Literatur sind genaue Daten über das Thromboembolie-Risiko bestimmter Patienten – und Verletzungsgruppen nicht zu erhalten. So können nur näherungsweise Einschätzungen des jeweiligen Risikos erfolgen.

Betrachtet man einige neuere Studien, so ergibt sich das folgende Bild: Bei *polytraumatisierten Patienten* ist durch ein Zusammentreffen aller thrombogenen Faktoren wohl das höchste Risiko tiefer Beinvenenthrombosen und Lungenembolien gegeben, speziell beim Vorliegen von Frakturen des Beckens und der unteren Extremitäten [6a]. Kudsk und Mitarbeiter [22a] stellten in einer prospektiven klinischen Studie durch Routinephlebographien bei 39 polytraumatisierten Patienten in 24 Fällen (60 %) klinisch stumme tiefe Beinvenenthrombosen fest, davon in der Hälfte Oberschenkelvenenthrombosen.

Die am häufigsten untersuchte Gruppe unfallchirurgischer Patienten sind die mit *hüftgelenksnahen Femurfrakturen* ohne und mit Thromboembolieprophylaxe. Abhängig von den verwendeten Diagnostikmethoden sind Raten postoperativer Beinvenenthrombosen bei unbehandelten oder Placebo-Patienten zwischen 45 und 55 % [3, 19, 26, 40] und tödlicher Lungenembolien von 5–7 % [5] bekannt, wobei die Rate nicht tödlicher stummer Lungenembolien sehr viel höher sein dürfte [nach einer Untersuchung von Orthner et al. 1989 [32]: 15,4 %].

Patienten mit *Wirbelsäulenverletzungen* und speziell mit *Querschnittslähmungen* sind ähnlich gefährdet wie die Patienten mit hüftgelenksnahen Femurfrakturen. Die Thromboseraten schwanken in den Studien (mit meist sehr kleinen Fallzahlen) zwischen 15 und 60 %, die der tödlichen Lungenembolie innerhalb von 3 Monaten zwischen 2 und 16 % [43].

Femurschaft- und Unterschenkelfrakturen wurden bzgl. des Thromboembolierisikos nur wenig untersucht, insbesondere existieren keine prospektiven Studien aus jüngerer Zeit. Aus phlebographisch kontrollierten retrospektiven Studien [1, 16, 28, 44] ergibt sich jedoch mit ca. 45 % eine hohe Rate postthrombotischer Venenveränderungen, so daß auch für diese Patientengruppe von einem hohen Thromboembolierisiko auszugehen ist.

Daß die *Immobilisation* einen wesentlichen Gefährdungsfaktor bedeutet, ist bekannt. Selbst das Risiko von Patienten mit konservativ behandelten Sprunggelenks- und Fußverletzungen scheint noch relativ hoch zu sein. Einige wenige prospektive Studien wurden in neuerer Zeit durchgeführt [20, 23]. Wie aus diesen Studien hervorgeht, liegt das Risiko tiefer Beinvenenthrombosen bei konservativ behandelten Frakturen wesentlich höher als bei Weichteil- oder Bandverletzungen [13]. Es wurden Gesamt-Thromboseraten für Weichteilverletzungen und Frakturen von 4,3 bzw. 17,1 % angegeben, wobei das Risiko bei Frakturen doppelt bis dreifach so hoch zu sein scheint wie bei den Weichteilverletzungen. Die durch die Immobilisation bedingten langzeitig anhaltenden Veränderungen der venösen Hämodynamik sind kürzlich mit der farbkodierten Duplex-Doppler-Sonographie in einer prospektiven Studie nachgewiesen worden [6].

Die *postoperative* Immobilisation im Gipsverband scheint ebenfalls für sich ein hohes Risiko darzustellen, wie aus zwei noch nicht publizierten Studien (persönliche Mitteilungen) hervorgeht. Die in diesen Studien aufgetretenen phlebographisch nachgewiesenen Thromboseraten betrugen in den unbehandelten bzw. Placebogruppen (abhängig vom Studiendesign) zwischen 10 und 16,7 %.

Welche Konsequenzen ergeben sich aus diesen Zahlen?

Zur Thromboembolieprophylaxe in der Unfallchirurgie

Das Risiko thromboembolischer Komplikationen unfallchirurgischer Patienten ist insgesamt relativ hoch. Unter Anwendung der zuvor genannten Einteilung der Patienten in Gruppen mit niedrigem (unter 6 % TVT), mittlerem (6–40 % TVT) und hohem Thromboembolierisiko (über 40 % TVT) wird deutlich, daß der überwiegende Anteil stationär behandelter unfallchirurgischer Patienten als Hochrisiko-Patienten anzusehen sind, speziell Patienten mit Wirbelsäulenverletzungen, Beckenfrakturen und Frakturen an den unteren Extremitäten. Ob die frühzeitige operative Behandlung dieser Frakturen das Thromboembolierisiko deutlich zu senken vermag, ist unbekannt. Theoretisch wird die Immobilisation als einer der bedeutendsten Faktoren für die hohe Thromboemboliegefährdung angesehen, so daß sich als Konsequenzen daraus ergeben müssen:

- frühestmögliche Operation von Verletzungen der unteren Extremitäten,
- Frühmobilisation und
- Vermeidung zusätzlicher immobilisierender Verbände.

Diese Maßnahmen reichen jedoch bei weitem nicht aus, um vertretbare Thromboembolieraten zu erreichen. Es erscheint deshalb heute unverzichtbar, bei stationären unfallchirurgischen Patienten eine *risikoadaptierte medikamentöse Thromboembolieprophylaxe* durchzuführen.

Hierfür stehen zur Verfügung:

- orale Antikoagulantien (Cumarintyp, Warfarin),
- Dextran 70,

- unfraktioniertes Heparin (Low-dose-Heparin),
- niedermolekulare Heparine und Heparinoide (NMH).

Während in den USA überwiegend *orale Antikoagulanzien* angewandt werden, findet in den skandinavischen Ländern die Dextran-Prophylaxe und im übrigen Europa die Heparin-Prophylaxe breite Anwendung [10].

Was mit diesen medikamentösen Prophylaxemethoden zu erreichen ist, ist am besten für die hüftgelenksnahen Femurfrakturen dokumentiert.

Über die Anwendung der oralen Antikoagulantien existieren nur wenige ältere Studien, die im Vergleich zu unbehandelten Kontrollkollektiven durchgeführt wurden. Die unter der Therapie berichteten Restthromboseraten betrugen zwischen 10 und 30 %, so daß von einer Risikominderung gegenüber unbehandelten Patienten von ca. 40–50 % ausgegangen werden kann. Dem stehen natürlich die bekannten Nachteile (Laborkontrollen, erhöhtes Blutungsrisiko, Cumarinnekrosen) gegenüber [18, 30, 34].

Die *Dextran 70-Therapie* ist ebenfalls erprobt und führt nach den vorliegenden Daten zu einer wirksamen Thrombosereduktion. Im Vergleich zu Heparin besteht jedoch eine geringere Wirksamkeit [2–4]. Darüber hinaus ist die Volumenbelastung des Kreislaufs bei den zumeist älteren Patienten mit hüftgelenksnahen Frakturen zu berücksichtigen. Eine Einschränkung der Dextranprophylaxe ergibt sich außerdem bei langzeitbettlägerigen Patienten.

Die antithrombotische und antiembolische Wirksamkeit von *unfraktioniertem Heparin* (Low-dose) gegen Placebo wurde in einigen methodisch nicht einwandfreien Studien untersucht. Nur die Untersuchungen von Bergqvist et al. [2] und Montrey et al. [29] können als ausreichend beurteilt werden. Aus ihnen ergab sich eine nur unwesentliche Reduktion der Thromboseraten durch unfraktioniertes Heparin. Trotzdem ist die Low-dose-Heparinprophylaxe (mit 5.000 i.E. alle 8 Stunden) in der Unfallchirurgie weit verbreitet.

Niedermolekulare Heparine wurden in der (repräsentativen) Hüftgelenksfrakturengruppe bisher nur in geringer Zahl untersucht, so daß generelle Aussagen kaum möglich sind [21, 25, 33]. Lediglich aus der Studie von Lassen und Mitarbeitern [25] läßt sich eine bessere Wirksamkeit des verwendeten niedermolekularen Heparins (plus Dihydroergotamin) ablesen.

In Meta-Analysen von prospektiven Studien mit elektiven Hüftgelenksersatzoperationen wurde jedoch eine bessere Wirksamkeit der niedermolekularen Heparine gegenüber unfraktioniertem Heparin nachgewiesen [19, 31]. Da es sich in den genannten kontrollierten Studien um Untersuchungen bei Wahleingriffen handelte, erscheint eine Übertragung der Daten auf die Patienten mit Hüftgelenksfrakturen nicht unbedingt zulässig, weil der Einfluß des Traumas fehlt und eine präoperative medikamentöse Thromboembolieprophylaxe in diesen Fällen häufig nicht möglich ist. Die Analysen zeigen jedoch, daß auch im Bereich der elektiven Hüftgelenkschirurgie nur eine Höherdosierung von niedermolekularen Heparinen eine Verminderung der Thromboembolieraten zu bewirken vermag.

Ob die *Heparinoide* eine bessere Wirksamkeit als Heparin bei traumatologischen Patienten besitzen, wie es sich aus zwei vorliegenden Studien bei pertrochantären Femurfrakturen mit Beinvenenthromboseraten zwischen 7 und 12 %, andeutet [4,

14], muß noch weiter geprüft werden, ebenso, ob die Nebenwirkungsrate bzgl. wesentlicher Blutungskomplikationen tolerabel ist [42].

Wir benötigen offensichtlich bei den Hochrisiko-Patienten in der Traumatologie andere Therapieschemata oder höhere Dosierungen der üblichen Antithrombotika (d. h. unfraktioniertes oder niedermolekulare Heparine), um eine tolerable Verminderung thromboembolischer Komplikationen zu erreichen.

Der von Reilmann et al. [36] vorgeschlagene Weg einer intravenösen Heparinapplikation bei unfallchirurgischen Hochrisiko-Patienten (Polytrauma, Kniegelenksluxationen, Serienfrakturen der unteren Extremität) kann hierbei als einer der möglichen Wege angesehen werden.

Für eine *Thromboembolieprophylaxe bei ambulanten Patienten* scheinen derzeit zwei Therapiemöglichkeiten zu bestehen:

1. die Antikoagulation mit Cumarinderivaten,
2. die Prophylaxe mit niedermolekularen Heparinen.

Aus den bisher vorliegenden Studienergebnissen ergibt sich die Notwendigkeit einer medikamenösen Thromboembolieprophylaxe bei Patienten mit immobilisierenden Verbänden im ambulanten Bereich vor allem bei konservativ behandelten Frakturen, aber auch bei postoperativ angelegten Gipsverbänden, wobei zwischen Liege- und Gehgipsverbänden kein wesentlicher Unterschied zu bestehen scheint [7]. Bei Weichteil- oder Bandverletzungen scheint das Thromboembolierisiko geringer zu sein, so daß hier zwischen therapeutischem Zweck und möglichen Nebenwirkungen, insbesondere der in 1–5 % vorkommenden heparin-assoziierten Thrombozytopenie (HIT) abzuwägen ist. Die generelle medikamentöse Thromboembolieprophylaxe bei ambulanten Patienten stellt noch immer keinen medizinischen Standard dar , weil hierzu die vorhandenen Daten nicht ausreichen [9]. Das von den Tübinger Unfallchirurgen jüngst vorgestellte Konzept einer „selektiven ambulanten Thromboseprophylaxe" [11], das das individuelle Risiko anhand eines einfachen Schemas erfassen will, ist als Versuch anzusehen, den Weg zwischen „immer" und „nie" zu gehen, der angesichts des heute noch ausstehenden ausreichenden wissenschaftlichen Nachweises der Thrombosegefährdung ambulanter Patienten eine praktische Alternative darstellen kann.

Abschließend soll zu *ambulanten Operationen* kurz Stellung genommen werden.

In der Regel werden unfallchirurgische ambulante Operationen sog. „kleinere Eingriffe" darstellen. Man darf sich jedoch nicht der Täuschung hingeben, daß solche Patienten postoperativ wesentlich mobiler sind als stationär behandelte Patienten. Es ist daher notwendig, neben der Größe des operativen Eingriffes alle anderen Risikofaktoren der Patienten zu beachten und davon auszugehen, daß die Patienten postoperativ keinen wesentlich höheren Mobilitätsgrad besitzen als stationär behandelte Patienten. Allen ambulant operierenden unfallchirurgischen Kollegen sei daher empfohlen, auch bei ihren Patienten wie im stationären Bereich eine Thromboembolieprophylaxe auf medikamentösem Wege vorzunehmen, die natürlich bei den meisten Patienten entsprechend den heute in Europa gültigen Empfehlungen präoperativ begonnen werden sollte [35, 38].

Literatur

1. Aitken RJ, Mills C, Immelmann EJ (1987) The postphlebitic syndrome following shaft fractures of the leg. J Bone Joint Surg 69 B:775–778
2. Bergqvist D, Efsing HO, Hallböö k T, Hedlund T (1979) Thromboembolism after elective and post-traumatic hip surgery – a controlled prophylactic trial with dextran and low dose heparin. Acta Chir Scand 145:213–216
3. Bergqvist D, (1983) Postoperative thromboembolism. Frequency, etiology, prophylaxis. Springer, Berlin Heidelberg New York Tokyo
4. Bergqvist D et al. (1991) Thromboprophylaxis in patients with hip fractures: a prospective, randomized, comparative study between ORG 10172 and Dextran 70. Surgery 109:617–622
5. Bergqvist D, Lindblad B (1994) Incidence of venous thromboembolism in medical and surgical patients. In: Bergqvist D, Comerota AJ, Nicolaides AN, Scurr JH (eds) Prevention of venous thromboembolism. Med-Orion, London Los Angeles Nicosia.
6. Bonnaire F, Brandt T, Raedecke J, Kuner EH (1995) Veränderungen der venösen Haemodynamik perioperativ und nach Ruhigstellung der unteren Extremität. Unfallchirurg 98:166–171

6a. Bosch U, Reilmann H, Sturm J, Kleemann WJ, Windus G (1988) Lungenembolierisiko nach intravenöser Heparin-Prophylaxe beim polytraumatisierten Patienten. Langenbecks Arch Chir. 373:214–216

7. Breyer HG (1994) Ambulante Thromboseprophylaxe – medizinische Aspekte. Hefte zu Der Unfallchirurg 241: 637–641
8. Breyer HG, Horst U (1989) Thromboembolische Früh- und Spätkomplikationen nach Verletzungen der unteren Extremität. Hämostaseologie 9:267–272
9. Buchhorn E(1993) Der Ärztliche Standard. Dtsch. Ärzteblatt 90:B-1446 – B-1449
10. Cooke ED(1994) The current practice of prevention. In: Bergqvist D, Comerota AJ, Nicolaides AN, Scurr JH (eds) Prevention of venous thromboembolism. Med-Orion, London Los Angeles Nicosia
11. Eingartner C, Höntzsch D, Lang E, Weller S (1995) Die selektive ambulante Thromboseprophylaxe. Akt Traumatol 25:1–5
12. Eriksson BL (1991) Thromboemolism after total hip replacement. Relation to the fibrinolytic system. Thesis, University of Göteborg.
13. Gehling H, Leppek R, Künneke M, Gotzen L, Giannadakis K, Henkel J (1994) Ist eine Thromboembolieprophylaxe bei ambulanter und konservativer Therapie der fibularen Bandruptur des oberen Sprunggelenkes erforderlich? Unfallchirurg 97:362–365
14. Gerhart TN, Yett HS, Robertson LK, Lee MA, Smith M, Salzmann EW (1991) Low-MolecularWeight Heparinoid Compared wiht Warfarin for Prophylaxis of Deep-Vein-Thrombosis in Patients Who Are Operated on for Fracture of the Hip.J Bone Joint Surg 73 A:494–502
15. Haas S (1995) Die Zeit nach der Europäischen Konsensus-Erklärung. Hämostaseologie 15:132–137
16. Hjelmstedt A, Bergvall U (1968) Incidence of thrombosis in patients with tibial fractures- A phlebographic study. Acta Chir Scand 134:209–218
17. Hommes DW, Büller HR, Brandjes DPM, Ten Cate JW (1994) Pre-operative risk factors in the prediction of postoperative venous thromboembolism. In: Bergqvist D, Comerota AJ, Nicolaides AN, Scurr JH (eds) Prevention of venous thromboembolism. Med-Orion, London Los Angeles Nicosia
18. Jaenecke J (1982) Antikoagulantien- und Fibrinolysetherapie. 3. Aufl. Thieme, Stuttgart New York
19. Jörgensen LN, Wille-Jörgensen P, Hauch O (1993) Prophylaxis of postoperative thromboembolism with low molecular weight heparins. Br J Surg 80:689–704
20. Kock HJ, Schmid-Neuerburg KP, Hanke J, Rudofsky G, Hirche H (1995) Prophylaxis of postoperativ thromboembolism with low-molecular-weight heparin in outpatients with plaster-cast immobilisation of the leg. Lancet 346:459–461

21. Korninger J, Greinacher A, Müller-Beissenhirz W, Strosche H (1995) Heparin-assoziierte Thrombozytopenie durch niedermolekulare Heparine. Unfallchirurg 98:49–51
22. Koppenhagen K, Häring R (1995) Aktuelle Aspekte zur stationären und ambulanten Thromboembolie-Prophylaxe. Beilage Mitteilungen der Deutschen Gesellschaft für Chirurgie 3 – Grundlagen der Chirurgie 66

22a. Kudsk KA, Fabian TC, Baum S, Gold RE, Mangiante E, Voeller G (1989) Silent deep vein thrombosis in immobilized multiple trauma patients. Am J Surg 158:515–519

23. Kujath P, Spannagel U, Habscheid W, Schindler G, Weckbach A (1992) Thromboseprophylaxe bei ambulanten Patienten mit Verletzungen der unteren Extremität. Dtsch med Wschr 117:6–10
24. Kujath P (1995) Die ambulante Thromboseprophylaxe. Dt Ärztebl 92:B-1442–1475
25. Lassen MR, Borris LC, Christensen HM (1989) Prevention of thromboembolism in hip fracture surgery. Comparison of low dose heparin an low molecular weight heparin combinded with dihydergotamine. Arch Orth Trauma Surg 101:10–12
26. Lassen MR, Borris LC (1994) Thromboprophylaxis in hip fracture patients. In: Bergqvist D, Comerota AJ, Nicolaides AN, Scurr JH (eds) Prevention of venous thromboembolism. Med-Orion, London Los Angeles Nicosia
27. Marshall M (1987) Praktische Phlebographie. Springer, Berlin Heidelberg New York Tokyo
28. Miehle D (1982) Posttraumatische Schädigungen des tiefen Venensystems nach offenen Unterschenkelbrüchen. Beitr Orthop Traumatol 29:264–275
29. Montrey JS, Kistner RL, Kong Ayt, Lindberg RF, Mayfield GW, Jones DA, Mitsunaga MM (1985) Thromboembolism following hip fracture. J Trauma 25:534–537
30. Morris GK, Mitchell JRA (1976) Warfarin sodium in prevention of deep venous thrombosis and pulmonary embolismen in patients with fractured neck of the femur. Lancet II:869
31. Nurmohamed MT, Rosendaal FR, Buller HR, Dekker E, Hommens DW, Vandenbroucke JP, Briete E (1992) Low-molecular-weight heparin versus standard heparin in general and orthopaedic surgery: a meta-analysis. Lancet 340:152–156.
32. Orthner E, Kwasny O, Zekert F, Höfer R, Schemper M, Hertz H (1989) Ist die routinemäßige Perfusionszintitgraphie mittels eines mobilen Scanners in der Lage, die Rate tödlicher Pulmonalembolien nach hüftgelenksnahen Oberschenkelfrakturen zu senken? Aktuelle Unfallheilkunde 5/6:278–281.
33. Pini M, Tagliaferri A, Manotti C, Lasagni F, Rinaldi E, Dettori AG (1989) Low molecular weight heparin (Alfa LMWH) compared with unfractionated heparin in prevention of deep vein thrombosis after hip fractures. Int Angiol 8P:134–138
34. Powers PJ, Gent M, Jay R, Julian DH, Turpie AGG, Levine M, Hirsch J (1989) A randomised trial of less intensive postoperative warfarin or aspirin therapy in the prevention of venous thromboembolism after surgery for hip fractures. Arch Intern Med 149:771–774
35. Reilmann H, Weinberg AM, Förster EE, Happe B (1993) Thromboseprophylaxe beim ambulanten Patienten. Orthopäde 22:117–120
36. Reilmann H, Bosch U, Kleemann WJ, Windus G (1987) Prophylaxe thromboembolischer Komplikationen mit intravenösem Heparin beim Polytrauma. Unfallchirurg 90:367–372
37. Riess H, Weber U (1994) Veränderung der Fibrinolyse nach Gelenkeingriffen und ihre Bedeutung als Risikofaktor für postoperative Thrombosen. In: Börner M (Hrsg) Thrombose-Prophylaxe in der Unfallchirurgie – Expertengespräch. Thieme, Stuttgart New York
38. Roth P (1995) Thromboembolieprophylaxe bei ambulant durchgeführten arthroskopischen Meniskusoperationen. Orthop Praxis 31:345–3438
39. Shackford SR, Davis JW, Hollingsworth-Fridlund P, Brewers NS, Hoyt DB, Mackersie RC (1990) Venous thromboembolism in patients with major trauma. Am J Surg 159:365–369
40. Straub H (1989) Licht und Schatten der chirurgischen Thromboseprophylaxe. Akt Traumatol 19:1–5

41. Stürmer KM, Kock HJ (1994) Thrombose-Risiko bei ambulanten, stationären und poststationären Patienten. In: Börner M (Hrsg) Thrombose-Prophylaxe in der Unfallchirurgie – Expertengespräch. Thieme, Stuttgart New York
42. Turpie AGG (1994a) Orgaran (ORG 10172): A low molecular weight heparinoid. In: Bergqvist D, Omerota J, Nicolaides AN, Scurr JH (eds) Prevention of venous thromboembolism. Med-Orion, London Los Angeles Nicosia
43. Turpie AGG (1994b) Stroke and neurosurgical patients. In: Bergqvist D, Comerota J, Nicolaides AN, Scurr JH (eds) Prevention of venous thromboembolism. Med-Orion, London Los Angeles Nicosia
44. Willen J, Bergqvist D, Hallböö k T (1982) Venous insufficiency as a late complication after tibial fracture. Acta orthop scand 53:149–153

Teil III

Verschiedene Aspekte der Thromboseprophylaxe

Sekundäre Prophylaxe mit Heparinen und oralen Antikoagulanzien bei der Venenthrombose

H. Riess

Zusammenfassung

Die sekundäre Prophylaxe mit Antikoagulanzien bei tiefer Venenthrombose hat einerseits die Vermeidung der akuten Komplikationen Thromboseprogression und Lungenembolie zum Ziel, andererseits die Verhinderung eines sich längerfristig entwickelnden postthrombotischen Syndroms.
Die antikoagulatorische Sofortwirkung der parenteral zu applizierenden Heparine macht diese Medikamentengruppe zur geeigneten Initialtherapie, wobei eine unzureichende Antikoagulation das Embolierisiko, eine überschiebende Antikoagulation das Blutungsrisiko für den Patienten erhöht. Bei Betrachtung der Unterschiede zwischen unfraktionierten und niedermolekularen Heparinen in der Sekundärprophylaxe tiefer Venenthrombosen zeichnet sich eine Überlegenheit der niedermolekularen Heparine ab.

In der Regel kann bereits frühzeitig die orale Antikoagulanzienbehandlung überlappend begonnen werden, die für 3–6 Monate nach Ersthrombose empfohlen wird. Bei fortbestehender thrombophiler Diathese oder Redizivthrombosen kann eine längerfristige orale Antikoagulation sinnvoll sein. Die notwendige Laborkontrolle der Cumarintherapie sollte standardisiert werden, wobei bei tiefen Venenthrombosen eine INR von 2,0–3,0 in der Regel als ausreichend betrachtet werden kann.

Einleitung

Die tiefe Venenthrombose tritt bevorzugt im Bereich der unteren Extremität und der Beckenetage auf. Sie stellt ein akutes Krankheitsbild dar, welches in seiner massivsten aber seltenen Ausprägung – einer Phlegmasia – zu Volumenmangelschock und/oder Extremitätenverlust aufgrund der venösen Ischämie führen kann. Die häufigeren Risiken der tiefen Beinvenenthrombosen liegen in der Thromboseprogression, der Thrombusloslösung mit konsekutiver Lungenembolie sowie dem mit zunehmender Thromboseausdehnung zunehmenden Risiko der Entwicklung eines postthrombotischen Syndroms im längerfristigen Verlauf. Die sekundäre Prophylaxe mit Heparinen und oralen Antikoagulanzien hat vorrangig die Reduktion der Thrombusprogression und Herabsetzung des Lungenembolierisikos zum Ziel. Daneben verbessert die effektive Antikoagulation die Voraussetzungen zur Gefäßrekanalisation durch die reaktive körpereigene Fibrinolyse.

Grundsätzlich ähnliche Ziele verfolgt die Antikoagulanzientherapie bei Venenthrombosen anderer Lokalisation, wobei im Bereich der oberen Extremität sowohl das akute Risiko der Lungenembolie als auch die Wahrscheinlichkeit der Entwicklung eines relevanten postthrombotischen Syndroms verglichen mit der unteren Extremität deutlich geringer ist. Bezüglich der unterschiedlich lokalisierten möglichen Organvenenthrombosen entstehen abhängig vom Kolateralisationsgrad sowie der Dynamik der Thromboseentstehung unterschiedlich akute Krankheitsbilder, die in der Regel ebenfalls eine therapeutische Antikoagulation notwendig machen.

Die Antikoagulation mit Heparinen und oralen Antikoagulanzien stellt primär eine sekundäre Prophylaxe dar, nur in geringem Umfang ist eine effiziente hämodynamisch relevante Lyse der Thromben unter Antikoagulanzientherapie zu erwarten. Somit stellt die Antikoagulation im Gegensatz zur venösen Thrombektomie oder therapeutischen Fibrinolysetherapie keine primär kausale, gefäßlumeneröffnende Therapie der Venenthrombosen dar.

Heparine und orale Antikoagulanzien bei der Venenthrombose

Therapieprinzipien

In Tabelle 1 sind die wesentlichen Unterschiede zwischen Heparinen und oralen Antikoagulanzien, in Tabelle 2 zwischen unfraktionierten Heparinen und niedermolekularen Heparinen dargestellt. Die antikoagulatorische Sofortwirkung der Heparine beruht auf ihrer progressiven Aktivitätsverstärkung von Antithrombin III und damit in einer raschen Inaktivierung von aktiviertem Faktor X (Faktor Xa) und Thrombin (Faktor II a), wobei dies im wesentlichen für die freien Enzyme im Plasma, weniger für thrombosegebundenes Thrombin oder F Xa gilt. Dabei läßt sich die antikoagulatorische Wirkung der unfraktionierten Heparine bevorzugt über die PTT, die der niedermolekularen Heparine über die Anti-F Xa-Aktivität des Plasmas, gemessen mit chromogenen Substraten, oder modifizierte funktionelle Teste mit hoher Empfindlichkeit (z. B. Hep-Test) nachweisen. Bezüglich der Laborüberwachung der Heparintherapie sind die Standardisierungsbestrebungen leider noch nicht weit fortgeschritten, so daß bei PTT-Kontrolle des angestrebten

Tabelle 1. Vergleichende Gegenüberstellung von Heparinen und Cumarinen

Parameter	Heparine	Kumarine
Wirkungseintritt	sofort (AT III-vermittelt)	verzögert (Vitamin K-Antagonismus)
Halbwertzeit	Stunden	Tage
Laborkontrolle	möglich	möglich
Standardisierung	nein (E/ml?)	ja (INR)
Steuerbarkeit	gut	schlecht
Applikation	parenteral	per os
Interaktionen	selten	häufig
Unerwünscht NW*	selten	selten

*antikoagulationsunabhängig

Tabelle 2. Vergleichende Gegenüberstellung von unfraktionierten Heparinen (UFH) und niedermolekularen Heparinen (LMWH)

Parameter	UFH	LMWH
Molekulargewicht (Mittelwerte)	12000–15000	4000–6500
anti-F II a: anti-F Xa	1:1	1:2–8
Bioverfügbarkeit s.c. (niedrige Dosis)	schlecht	gut
Bioverfügbarkeit s.c. (hohe Dosis)	gut	gut
Halbwertzeit (h)	1–2	2–4
Prädiktivität der Dosis	mäßig	gut
Laborkontrolle	PTT	anti-F Xa, Hep-Test
antikoagulatorische Wirkung	++	++
Blutungsrisiko	+	(+)
HIT II	++	+
Osteoporose	+	(+)
Lipolyse	++	+
Thrombozytenfunktions-hemmung	++	+
Gefäßpermeabilität	zunehmend	unverändert

„therapeutischen Bereiches" (vgl. unten) mittels unterschiedlicher Reagentien durchaus unterschiedliche Antikoagulationsintensitäten vorliegen können.

Längerfristig wird in der Regel die orale Antikoagulation mit standardisierter Laborkontrolle mittels der aus der Quickwertbestimmung abgeleiteten „International normalized ratio" (INR) empfohlen.

Therapiedurchführung

Im allgemeinen wird für eine therapeutische, das heißt sekundär prophylaktische Antikoagulation mit *unfraktioniertem Heparin (UFH)* eine Verlängerung der PTT auf das eineinhalb- bis zweifache des oberen Referenzwertes angestrebt. Dabei ist eine suboptimale initiale Antikoagulation mit einem höherem Embolierisiko, eine kurzfristig überschießende Antikoagulation mit nur geringem Blutungsrisiko assoziiert. Da für unfraktionierte Heparine die individuell notwendige initiale Dosierung aufgrund einer großen interindividuellen Varianz pharmakologischer Parameter schwer vorhersehbar ist, sollte initial kurzfristig eher eine geringe Heparinüberdosierung als unzureichende Antikoagulation in Kauf genommen werden: Nach einem initialen Bolus von 5.000 Einheiten ist eine Erhaltungstherapie von etwa 1300 E/h bzw. 450 E/kg Körpergewicht in 24 Stunden, im weiteren – nach etwa 4–6 Stunden – eine Dosisanpassung entsprechend der PTT zu empfehlen. Die aufgrund der besseren Steuerung initial anzuratende kontinuierliche intravenöse Therapie kann im weiteren ohne Wirksamkeitsverlust auf zweimal tägliche subkutane Gabe umgestellt werden (Tabelle 3), wobei eine etwa 10 %ige Erhöhung der vorausgehend kontinuierlich i.v. applizierten 24 Stunden-Dosis notwendig ist. Trotz

Tabelle 3. Durchschnittliche Tagsdosis (IE/24 h) an unfraktioniertem Heparin bei akuten Venenthrombosen in prospektiven Studien

Autor	i.v.-Dosis	s.c.-Dosis	i.v.-s.c.
Walker 1987	24384	29375	1:1,20
Pini 1990	31700	33800	1:1,7
Hull 1986	29167	32317	1:1,09
Doyle 1987	29260	29180	1:1,00
Bentley 1980	36814	36997	1:1,00
Summe	30366	32334	1:1,06
Anserson 1982	470 E/kg	530 E/kg	1:1,13

adäquater Antikoagulation bei sorgfältiger Patientenüberwachung ist in 2 % mit einem Fortschreiten der Thrombosen und/oder embolischen Komplikationen zu rechnen. Zumindest bei einem Teil dieser Fälle ist die immunologisch vermittelte heparininduzierte Thrombozytopenie Typ II (HIT TypII) kausal bedeutsam Die Antikoagulation führt auch zu einer Erhöhung des Blutungsrisikos, welches bei Beachtung der im Folgenden genannten Kontraindikationen etwa in 2 % der Patienten zu in der Regel leichten Blutungskomplikationen führt:

- Absolute Kontraindikationen
  - Hämorrhagische Diathese (Ausnahme DIC)
  - Manifeste Blutung
  - Floride Magen-Darm-Ulcera
  - Maligner Hypertonus
  - ZNS-Operationen (2 Wochen)
  - Gravidität (nur orale Antikoagulanzien)
- Relative Kontraindikationen
  - Fortgeschrittene Lebererkrankung
  - Bakterielle Endokarditis
  - Arterielle- und Organ-Punktionen
  - Fehlende Labor-Kontrollmöglichkeit
  - Mangelnde Patienten-Compliance

Bei Vorliegen von Kontraindikationen ist eine individuelle Nutzen-Risikoabwägung auch in Hinsicht auf das Ausmaß der Antikoagulation notwendig.

Im Gegensatz zur Antikoagulation mit unfraktionierten Heparinen, zeigt die sekundäre Prophylaxe von Venenthrombosen mit subkutan applizierten *niedermolekularen Heparinen (LMWH)*, daß bei körpergewichtsbezogener Dosierung (ca. 200 Einheiten/kg Körpergewicht/24 h – präparateabhängig!) ohne weitere Laborwert bezogene Adaptationsnotwendigkeit eine mindestens gleich wirksame Antikoagulation ohne Erhöhung des Blutungsrisikos möglich ist (Tabelle 4). Dabei scheint die Verwendung der LMWH die Wahrscheinlichkeit einer Spontanlyse des Venenthrombus zu erhöhen und das Risiko der HIT Typ II zu reduzieren.

Die Dauer der Heparintherapie wird durch das Zeitintervall, welches zum Erreichen einer ausreichenden oralen Antikoagulation notwendig ist, bestimmt. Die früher geübte Praxis einer etwa einwöchigen Heparintherapie vor Beginn der

Tabelle 4. Wesentliche Studienergebnisse bei prospektivem Vergleich von intravenösem, unfraktioniertem Heparin (UFH) und subkutan appliziertem niedermolekularem Heparin (LMWH) bei akuten venösen Thrombosen.

Autor	LMWH s.c. 24 h Dosis	Venöse Thrombo-embolie (%) LMWH/UFH	Blutung (%) LMWH/UFH
Hull 1992	Logiparin/ 175 IU/kg	2,8/6,8	3,7/8,2
Pradoni 1992	Fraxiparin/ 180 IU/kg	4,7/8,2	3,5/10,5
Simonneau 1993	Enoxaparin/ 200 IU kg	0/2,9	–/–

oralen Antikoagulation ist heutzutage nicht zu rechtfertigen. Neben dem fehlenden Nachweis einer Prognoseverbesserung durch eine vorgeschaltete länger dauernde Heparintherapie, ist die zunehmende Erkenntnis über Häufigkeit und Zeitabhängigkeit der HIT Typ II ein zusätzliches Argument für eine kurzdauernde Heparintherapie. Die niedrigere Inzidenz dieser HIT-Typ II unter niedermolekularen Heparinen spricht neben der vorhersehbaren Dosis-Wirkungsbeziehung für den Einsatz der niedermolekularen Heparine bei tiefen Venenthrombosen. Bei Kontraindikationen gegen die orale Antikoagulation ist daher die längerfristige Antikoagulation mit niedermolekularen Heparinen dringend anzuraten, dies um so mehr, als vorliegende Daten ein geringeres Osteoporoserisiko für niedermolekulare Heparine, verglichen mit unfraktioniertem Heparin nahelegen.

Die *orale Antikoagulation* soll somit frühzeitig eingeleitet werden, wobei die Indikation zur Durchführung einer venösen Thrombektomie oder Fibrinolysetherapie abgeklärt sein sollte. In der Regel wird man somit während der ersten 24 bis 48 Stunden nach Diagnosestellung die orale Antikoagulation beginnen, wobei die Initialdosis keinesfalls mehr als 9 mg Phenprocoumon betragen sollte. Die höher dosierte Kumarintherapie erhöht das Risiko der Cumarinnekrose aufgrund des initial sehr raschen Abfalls des Gerinnungsinhibitors Protein C (biologische Halbwertzeit 5–7 Stunden). Auch aus diesem Grund ist auf eine sorgfältige Überlappung der Heparin- und Kumarintherapie zu achten.

Die notwendige Dauer der Antikoagulation richtet sich nach der individuellen Vorgeschichte (Ersthrombose oder Rezidivthrombose), dem auslösenden Ereignis (spontan versus perioperativ) sowie dem Vorhandensein andauernder Risikofaktoren (Tumor, biochemisch determinierte Thrombophilie). In der Regel wird eine (drei- bis) sechsmonatige Antikoagulation empfohlen, wobei die Qualität der oralen Antikoagulation und die Compliance des Patienten mit zur berücksichtigen sind. Bei längerfristiger oraler Antikoagulation ist eine sorgfältige Abwägung zwischen dem Blutungsrisiko und dem Rezidivrisiko thromboembolischer Ereignisse durchzuführen. Die regelhafte Verwendung der International Normalized Ratio (INR), erleichtert die Vergleichbarkeit und klare Einordnung der Antikoagulationsintensität, wobei gegenwärtig eine INR von 2,0 bis 3,0 nach Venenthrombose empfohlen werden kann.

Erinnert werden muß an dieser Stelle, daß der indirekte Wirkmechanismus der Kumarine als Vitamin K-Antagonisten zu einer zwei- bis dreitägigen Verzögerung zwischen Medikation und laboranalytisch nachweisbarem Effekt führen. Die

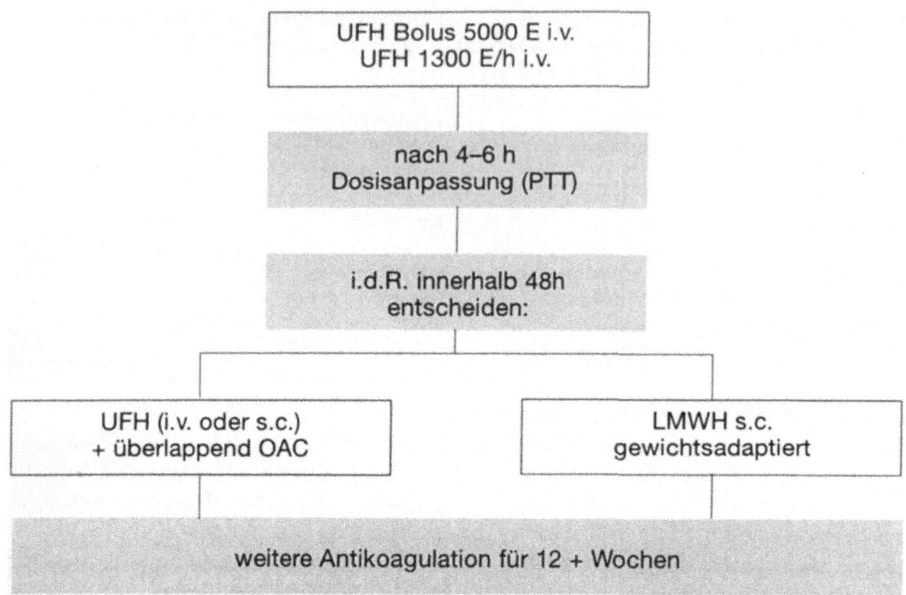

Abb. 1. Sekundäre Prophylaxe bei Venenthrombose
UFH = unfraktioniertes Heparin; *LMWH* = niedermolekulares Heparin; PTT = partielle Thromboplastinzeit; INR = International Normalized Ratio; OAC = orale Antikoagulanzien

Halbwertzeit von etwa 5 Tagen für Phenprocoumon und die Vielzahl bekannter Interaktionen mit Medikamente macht die orale Antikoagulation darüberhinaus schwer steuerbar, so daß im Einzelfall kurzfristige Laborkontrollen oder die Selbstkontrolle durch die entsprechend geschulten Patienten angezeigt sein können, um erhöhte Risiken für thromboembolische bzw. hämorrhagische Komplikationen bei Verlassen des therapeutischen Bereiches zu vermeiden.

In Abbildung 1 ist ein Schema der Antikoagulation mit Heparinen und oralen Antikoagulanzien bei akuter Venenthrombose angegeben. In den zurückliegenden Jahren ist die Wirksamkeit und Sicherheit der Antikoagulation mit Heparinen und oralen Antikoagulanzien in der Sekundärprophylaxe von Venenthrombosen überzeugend nachgewiesen worden. Gegenwärtig kann die längerfristige Behandlung mit niedermolekularen Heparinen oder oralen Antikoagulanzien als wirksam und sicher eingestuft werden, vorausgesetzt, die INR der oralen Antikoagulation wird zwischen 2,0 und 3,0 gehalten. Sowohl die optimale Dauer als auch die optimale Intensität der oralen Antikoagulation sind noch nicht endgültig festgelegt, in der Regel ist eine Antikoagulationsdauer von maximal 6 Monaten für ein thromboembolisches Erstereignis ausreichend.

Literatur

Beim Verfasser

Kapitel 9

Heparin-induzierte Thrombozytopenie

A. Greinacher

Zusammenfassung

Die Heparin-induzierte Thrombozytopenie (HIT Typ II) ist eine lebensbedrohliche Komplikation der Heparin-Therapie. Betroffene Patienten sind durch diese immunologische, unerwünschte Wirkung der Heparingabe gefährdet, neue thromboembolische Gefäßverschlüsse zu entwickeln. Bei hinreichendem klinischen Verdacht sollte die weitere Antikoagulation mit einem kompatiblen Antikoagulans durchgeführt werden. Hierfür kommen, neben rekombinantem Hirudin, niedrig sulfatierte Heparinoide, wie Danaparoid-Natrium in Betracht. Neben der Pathophysiologie der HIT Typ II wird der gegenwärtige Stand der Dosierungsempfehlungen für das Heparinoid Danaparoid-Natrium (Orgaran, NV Organon, Niederlande) bei HIT-Typ-II-Patienten zusammengefaßt.

Einleitung

Heparin ist das wichtigste zur parenteralen Antikoagulation verwendete Medikament. Neben unfraktioniertem Heparin (UFH) werden zunehmend niedermolekulare Heparine (LMWH) – auch zur ambulanten Thromboseprophylaxe – eingesetzt. Die gravierendsten unerwünschten Wirkungen der hochdosierten (> 25.000 IE/Tag) Heparintherapie sind Blutungskomplikationen und die Heparin-induzierte Thrombozytopenie (HIT). Bei der niedrigdosierten Heparingabe zur Thromboseprophylaxe ist vor allem die HIT zu beachten

Zwei Formen der HIT werden unterschieden: die häufige HIT Typ I, welche auf direkte Heparin/Thrombozyten-Wechselwirkungen zurückzuführen ist, und die immunologisch bedingte HIT Typ II [5] .

Klinik der HIT

Die HIT Typ I ist gekennzeichnet durch einen mäßigen (< 30 %) Abfall der Thrombozytenwerte. Sie scheint keine größere klinische Relevanz zu haben; ein spezifisches Nachweisverfahren für die HIT Typ I gibt es nicht.

Während die HIT Typ I vor allem zu Beginn einer hochdosierten, intravenösen Heparingabe zu erwarten ist, tritt die HIT Typ II ebenso bei Patienten auf, die Heparin in niedriger Dosis subkutan erhalten. Im Gegensatz zur HIT Typ I tritt die HIT Typ II meist erst 6–20 Tage nach Beginn der Heparintherapie auf. Die meisten Patienten reagieren mit einem deutlichen Abfall der Thrombozytenwerte, oft bis auf 30.000–50.000 Thrombozyten/ mm³. Jedoch ist die relative Verminderung der Blutplättchen wichtiger als die absolute Thrombozytenzahl. Wenn keine anderen Grunderkrankungen vorliegen, wie z. B. eine Sepsis, sollte bei jedem Abfall der Thrombozytenwerte, insbesondere ab Tag 5 der Heparingabe, um mehr als 50 % unter der Gabe von Heparin eine HIT Typ II in die Differentialdiagnose eingeschlossen werden. Bei einigen Patienten treten die thromboembolischen Komplikationen der HIT Typ II schon ein bis zwei Tage vor dem Abfall der Thrombozytenwerte auf. In seltenen Fällen ist, auch bei weiterer Heparingabe, kein Thrombozytenabfall, trotz thromboembolischer Komplikationen [20] nachweisbar.

Daher sollte bei jedem Patienten, bei welchem thromboembolische Gefäßverschlüsse unter oder kurz nach Beendigung einer Heparingabe auftreten, der immunologische Typ der HIT ausgeschlossen werden. Nach Absetzen des Heparins normalisieren sich die Thrombozytenwerte bei den meisten Patienten innerhalb von 7–10 Tagen.

Die HIT Typ II unterscheidet sich von allen anderen Immunthrombozytopenien. Trotz gleichzeitig bestehender parenteraler Antikoagulation und erniedrigten Thrombozytenwerten sind Blutungskomplikationen selten. Die Patienten sind vor allem gefährdet, wegen der Heparingabe neue Gefäßverschlüsse zu entwickeln. Diese betreffen am häufigsten die großen Venen der Extremitäten und die Lungenarterien, aber auch Koronararterien, die Nieren- Mesenterial- und Hautgefäße sowie hirnversorgende Gefäße können betroffen sein [2].

Während in der Literatur vor allem arterielle Gefäßverschlüsse als Kennzeichen der HIT Typ II hervorgehoben werden, sind bei den in unserem Labor diagnostizierten Patienten venöse Thrombosen und Lungenembolien deutlich häufiger aufgetreten. Dies wurde auch von Warkentin und Kelton beschrieben [2]. Insbesondere wenn nach dem ersten Gefäßverschluß die Heparingabe weitergeführt wird, können weitere schwerwiegende thromboembolische Komplikationen auftreten. Diese führen zu einer Mortalität von bis zu 20 %, etwa ebensoviele Patienten sind von Defektheilungen betroffen. Amputationen der Extremitäten und neurologische Ausfälle nach zerebralen Insulten sind die häufigsten Folgeschäden.

Die HIT Typ II ist nicht an ein bestimmtes Heparin gebunden, scheint allerdings unter LMW-Heparin seltener als unter UFH aufzutreten [1, 33].

In der ersten prospektiven, randomisierten, laborkontrollierten Doppelblindstudie wurden HIT Typ II-Antikörper bei 7,8 % der Patienten, die nach Hüftgelenksendoprothesen-Implantation UFH subkutan erhielten, und bei 2,2 % der mit LMWH behandelten Patienten nachgewiesen. 2,7 % der mit UFH antikoagulierten Patienten zeigten eine klinisch manifeste HIT Typ II (89 % dieser Patienten entwickelten eine Thrombose). Im Gegensatz dazu wurde keiner der mit LMWH antikoagulierten Patienten klinisch auffällig [33].

HIT-Typ-II-Antikörper sind nicht heparinspezifisch. In vitro kann Heparin durch verschiedene sulfatierte Polysaccharide ersetzt werden, wie z. B. Dextransulfat [3, 16]. Auch in vivo ist das klinische Bild der HIT Typ II auch nach Gabe des semisynthetischen Heparinoids Pentosanpolysulfat (SP54 Fibrezym) [30, 11] und selbst nach der intraartikulären Injektion von hochsulfatiertem Chondroitinsulfat (Arteparon) zu beobachten.

Pathogenese der HIT Typ II

Die Pathogenese der HIT Typ II konnte in den letzten Jahren weitgehend geklärt werden. Da das Plasma betroffener Patienten Antikörper enthält, die in vitro zusammen mit Heparin Thrombozyten aktivieren, ist anzunehmen, daß HIT-Typ II-Antikörper eine intravasale Thrombozytenaggregation induzieren [8]. Dabei binden die Antikörper nicht über ihren Fab-Teil, sondern über ihren Fc-Teil an die Thrombozyten [3, 6, 18, 23].

Das Antigen der HIT Typ II wird durch einen Komplex aus löslichen Thrombozytenproteinen und sulfatierten Polysacchariden gebildet. In den meisten Fällen ist Plättchen-Faktor 4 (PF4) das beteiligte Protein [19, 31]. Gegen diese Komplexe immunisieren sich die Patienten. Da der Antigenkomplex mehrere identische Epitope exprimiert, können mehrere Antikörper der gleichen Spezifität an einen Antigenkomplex binden, so das große Immunkomplexe entstehen, die die Thrombozyten über den thrombozytären Fc-Rezeptor (FcγRIIa) aktivieren.

Diese Immunkomplexe entstehen ebenso an den Endothelzellen [9, 26, 19]. Die gleichzeitige Aktivierung von Thrombozyten mit Bildung gerinnungsaktivierender Thrombozyten-Mikropartikel [34] und von Endothelzellen ist wahrscheinlich die Ursache der paradoxen thromboembolischen Komplikationen bei der HIT Typ II.

Dieses pathophysiologische Modell impliziert, daß die klinische Manifestation der HIT Typ II von mehreren Faktoren abhängig ist [12]. Die Antigengröße wird bestimmt durch die Länge der Polysaccharidkette (Molekulargewicht des Heparins), ihre sterische Konformation und ihren Sulfatierungsgrad. Die Immunantwort hängt von der Länge der Antigenexposition (Zeitdauer der Heparingabe) und dem Zustand des Immunsystems des Patienten ab. Die Thrombozytenaktivierung durch die Immunkomplexe ist von den FcγRII Rezeptoren, der Begleitmedikation, der Voraktivierung der Thrombozyten und anderen, zum Teil noch unbekannten Charakteristika des Patienten abhängig. Die Gefäßverschlüsse werden begünstigt, wenn weitere Risikofaktoren, wie z. B. eine APC-Resistenz, vorliegen.

Labordiagnose und Therapie der HIT Typ II

In den letzten Jahren wurden sensitive Testverfahren entwickelt zum Nachweis von HIT-Typ-II-Antikörpern. Die In-vitro-Tests zum Nachweis von HIT-Antikörpern sind daraufhin optimiert, die Antikörperbindung an PF4-Heparinkomplexe (ELISA) oder deren Interaktion mit Thrombozyten (Funktionsteste) möglichst sensitiv nachzuweisen. Daher bedeutet der Nachweis einer Kreuzreaktion von HIT Typ II Antikörpern mit einem Heparin oder Heparinoid in vitro nicht, daß ein bestimmter Patient immer eine klinisch-manifeste HIT Typ II entwickelt, wenn ihm das Medikament appliziert wird.

Danaparoid-Natrium ist das am besten untersuchte therapeutisch einsetzbare Heparinoid der Glycosaminoglycanfamilie. Es handelt sich um eine Mischung aus niedrig sulfatierten, depolymerisierten Glycosaminoglycanen, die aus Schweinedarmmukosa gewonnen wird. Sein mittleres Molekulargewicht beträgt 6 kDa. Danaparoid-Natrium besteht aus ca. 84 % LMW Heparansulfat, hiervon 4 % mit hoher Antithrombin (AT)-Bindungsaffinität, 12 % Dermatansulfat und 4 % Chondroitinsulfat [26]. Danaparoid-Natrium katalysiert die Inaktivierung von FXa durch AT und von Thrombin über Heparin-Cofaktor II [10]. Seine anti-FXa-Aktivität ist mindestens 22 mal größer als seine anti-Thrombin-Aktivität. Der Wirkungsmechanismus von Danaparoid-Natrium ist noch nicht vollständig geklärt. Mit Thrombozyten zeigt es nur sehr geringe Wechselwirkungen.

Die kürzeste Sequenz des Heparins mit AT-Bindungsaffinität besteht aus 5 spezifischen Zuckereinheiten [4, 29]. Die zunächst sehr aufwendige Synthese dieses Pentasaccharides (75 Syntheseschritte) konnte vereinfacht werden. Hieraus ergibt sich die Perspektive, das Pentasaccharid großtechnisch herzustellen. Derzeit werden verschiedene Pentasaccharidderivate auf ihre klinische Wirksamkeit geprüft [4, 22]. Die anti-Faktor-Xa-Aktivität dieser Derivate reicht von 700 aFXaE/mg bis zu 1611 aFXaE/mg. Derartige Pentasaccharide könnten eine Alternative zu Heparin für die parenterale Antikoagulation darstellen, da zumindest das natürliche Pentasaccharid das HIT-Typ-II-Antigen nicht bildet [15].

Dermatansulfat, Heparansulfat und das natürliche Pentasaccharid zeigen in In-vitro-Experimenten keine Kreuzreaktion mit den ausgetesteten Seren von HIT-Typ-II-Patienten [14, 15, 16]. In Gegenwart von Danaparoid-Natrium hingegen führen ca. 10 % der Seren von HIT-Typ-II-Patienten zur Thrombozytenaktivierung [14]. Klinisch deuten eine persistierende Thrombozytopenie oder ein weiterer Thrombozytenabfall sowie erneute thromboembolische Komplikationen auf eine Kreuzreaktion gegen Danaparoid-Natrium.

Im Gegensatz zu diesem Heparinoid zeigen LMW-Heparine in vitro nahezu ausnahmslos eine Kreuzreaktion. Die in der Literatur angegebenen Werte schwanken zwischen ca. 70 % und 99 %. Diese Unterschiede beruhen auf der Verwendung unterschiedlich empfindlicher Testverfahren. Mit sensitiven Assays wie dem HIPA-Test [17], dem Serotonin-Freisetzungstest [27] oder dem PF4-Heparin-ELISA [2] findet man eine nahezu 100 %ige Kreuzreaktionsrate der LMW-Heparine.

Allerdings kann ein LMW-Heparin oder Heparinoid, das in vitro mit HIT-Typ-II-Antikörpern zur Thrombozytenaktivierung führt, dennoch bei einzelnen Patienten erfolgreich zur Therapie eingesetzt werden [24]. Die zur Zeit zur Verfügung stehenden Testverfahren sind nicht geeignet, letztgenannte Patientengruppe sicher zu erfassen.

Da LMW-Heparine bei Patienten mit HIT Typ II lebensbedrohliche Komplikationen auslösen können und die oben genannten individuellen, Risikofaktoren durch die zur Zeit zur Verfügung stehenden Labortests nicht berücksichtigt werden, sollten LMWH als kontraindiziert bei Patienten mit HIT Typ II angesehen werden.

Am häufigsten wird Danaparoid-Natrium (Orgaran, AKZO-Organon, Niederlande) zur weiteren parenteralen Antikoagulation von HIT-Typ-II-Patienten verwendet, das erstmals 1983 erfolgreich bei HIT Typ II eingesetzt wurde [21].

Die bislang größte Übersicht über die Antikoagulation von HIT-Typ-II-Patienten mit Danaparoid-Natrium umfaßt 230 Patienten [24]. Von diesen wiesen 159 zum Zeitpunkt des Therapiebeginns einen thromboembolischen Gefäßverschluß auf, welcher in 88 Fällen durch die HIT Typ II induziert war. 93 % der Patienten zeigten, nach Einschätzung der behandelnden Ärzte, eine klinische Besserung der Symptome nach Therapiewechsel auf Danaparoid-Natrium.

26 % der Patienten verstarben im Beobachtungszeitraum von 3 Monaten, allerdings war die Grunderkrankung selbst die häufigste Todesursache. Bei

Tabelle 1. Dosierungsschemata von Danaparoid-Natrium bei HIT Typ II [13].

	Körpergewicht	Bolus i.v. aFXaE	i.v. Dauerinfusion/ s.c. Dosierung aFXaE	erwarteter aFXa Spiegel aFXaE/ml	Monitoring
Thromboseprophylaxe – akute HIT ohne Gefäßverschluß	90 kg > 90 kg	 3 x 1250 s.c.	 3 x 750 s.c.	 < 0.5	 nicht notwendig
– anamnetische HIT	90 kg > 90 kg	 2 x 750 s.c. 2 x 1250 s.c.	 < 0.3		
Tiefe Beinvenenthrombose oder Lungenembolie akut	 < 55 kg 55–90 kg > 90 kg	 1250 2500 3750	400 E/h über 4 h dann 300 E/h über 4 h, dann 150–200 E/h Erhaltungsdodis	0.5–0.8	Tage 1–3 täglich dann jeden 2. Tag
Tiefe Beinvenenthrombose oder Lungenembolie älter als 5 Tage	 < 90 kg > 90 kg	 1250 1250	 3 x 750/Tag s.c. 3 x 1250/Tag s.c.	 < 0.5	 nicht notwendig
Chirurgische Eingriffe (ohne Gefäßoperationen)			1–4 h vor OP 750 s.c. 2–5 h nach OP 750 s.c. dann 2 x täglich 750 s.c.	0.35 <	nicht notwendig
Embolektomie	 < 90 kg 2500 i.v.	 prae. OP	post OP 2 x 1250/Tag	 < 0.4	 nicht notwendig
	> 90 kg und Hochrisikopatienten	prae. OP 2500 i.v.	150–200/h ggf. intraoperativ arterielle Spülung 750 E/20 ml	0.5–0.8	Tage 1–3 täglich, dann jeden 2. Tag
Peripherer arterieller Bypass		prae. OP 2500 i.v.	150–200/h	0.5–0.8	Tage 1–3 täglich, dann jeden 2. Tag
Herzkatheter	< 90 kg > 90 kg	prae. OP 2500 i.v. prae. OP 3750 i.v.			

7 Patienten (3 %) wurde der Tod ursächlich mit der Gabe von Danaparoid-Natrium in Verbindung gebracht. In einer weiteren Studie, bei der 57 HIT-Typ-II-Patienten mit Danaparoid-Natrium therapiert wurden, wurde der Therapiewechsel bei mehr als 90 % der Patienten als klinisch erfolgreich bewertet. Die 15 Todesfälle wurden auch hier mit einer Ausnahme, auf die schweren Grunderkrankungen zurückgeführt [8].

Eine in-vitro-Kreuzreaktionsuntersuchung gegen Danaparoid-Natrium sollte bei HIT-Typ-II-Patienten in jedem Fall so bald als möglich erfolgen. Nach den bisher publizierten Erfahrungen, sollte die Therapie mit einem kompatiblen Antikoagulans jedoch bei ausreichendem klinischen Verdacht nicht verzögert werden, nur weil noch keine Kreuzreaktionsaustestung vorliegt. Bei einer klinisch manifesten Kreuzreaktionsrate von <10 % profitieren sicherlich deutlich mehr Patienten von der Therapie, als daß Patienten durch eine Kreuzreaktion gefährdet werden. Die in-vitro-Prüfung sollte dann jedoch so bald als möglich nach Therapiebeginn nachgeholt werden. Hierfür muß eine Blutprobe verwendet werden, die vor Beginn der Danaparoidgabe abgenommen wurde. Danaparoid-Natrium im Patientenserum kann zu falsch-negativen Testergebnissen führen.

Die Therapie mit Danaparoid-Natrium kann weder anhand der Thrombinzeit noch mittels der aPTT gesteuert werden. Als Surrogatmarker wird die anti-Faktor-Xa-(aFXa)-Aktivität verwendet. In Tabelle 1 sind die Dosierungsschemata für Danaparoid-Natrium für die häufigsten Therapieregimes bei HIT-Typ-II-Patienten zusammengefaßt [13]. Die Halbwertszeit der gesamtantikoagulatorischen Aktivität von Danaparoid-Natrium liegt bei ca. 8 Stunden (Information des Herstellers). Diese lange Halbwertszeit muß vor allem für die Therapiesteuerung vor invasiven Eingriffen, Unterbrechungen der Therapie und beim Wechsel auf orale Antikoagulation berücksichtigt werden. Für Danaparoid-Natrium ist kein Antidot bekannt.

Orale Antikoagulanzien sollten HIT-Patienten nur unter dem Schutz eines kompatiblen parenteralen Antikoagulans gegeben werden, da sie frühzeitig den Protein-C-Spiegel senken, während die prokoagulatorischen Gerinnungsfaktoren noch in hoher Konzentration vorliegen. Dies kann neue Gefäßverschlüsse induzieren, ebenso wie die gleichzeitige Applikation von prokoagulatorischen Gerinnungsfaktoren und Heparin [16].

Deshalb dürfen Patienten mit HIT Typ II keinesfalls, in den ersten drei Monaten nach akuter HIT, Prothrombinpräparate erhalten, da alle im Handel befindlichen Präparate Heparin in z.T. hoher Dosierung enthalten. Dies kann neue Gefäßverschlüsse induzieren [16].

In den vergangenen Jahren wurden viele neue Informationen zur HIT Typ II gewonnen. Die zunehmende Zahl diagnostizierter Patienten und erste prospektive Studien lassen derzeit vermuten, daß weit mehr Patienten als bislang vermutet eine HIT Typ II entwickeln. LMWH, ursprünglich als Therapieoption bei HIT Typ II beschrieben, müssen heute bei diesen Patienten als kontraindiziert angesehen werden [7, 12, 14]. Das therapeutisch wichtigste Heparinoid zur parenteralen Antikoagulation bei Patienten mit HIT Typ II ist Danaparoid-Natrium. Erste Ergebnisse einer prospektiven Studie (unpublizierte eigene Daten) deuten an, daß rekombinantes Hirudin als sehr gut wirksames Medikament bei der Therapie von HIT Typ II Patienten zukünftig eingesetzt werden kann.

Die Arbeit wurde unterstützt durch die DFG Gr 1096/2-2.

Literatur

1. AbuRahma AF, Boland JP, Witsberger T (1991) Diagnostic and therapeutic strategies of white clot syndrome. Am J Surg 162:175–179
2. Amiral J, Bridey F, Dreyfus M, Vissac AM, Fressinaud E, Wolf M, Meyer D (1992) Platelet factor 4 complexed to heparin is the target for antibodies generated in heparin-induced thrombocytopenia. Thromb Haemost 68:95–96
3. Anderson GP (1992) Insights into heparin-induced thrombocytopenia. Br J Haematol 80:504–508
4. Boeckel CAA van, Petitou M (1993) The unique antithrombin III binding domain of heparin: a lead to new synthetic antithrombotics. Angew Chem Int Ed Engl 32:1671–1690
5. Chong BH, Berndt MC (1989) Heparin-induced thrombocytopenia. Blut 58: 53–57
6. Chong BH, Fawaz I, Chesterman CN, Berndt MC (1989) Heparin-induced thrombocytopenia: mechanism of interaction of the heparin-dependent antibody with platelets. Br J Haematol 73:235–240
7. Chong BH, Ismail F, Cade J, Gallus AS, Gordon S, Chesterman CN (1989) Heparin-induced thrombocytopenia: studies with a new low molecular weight heparinoid, Org 10172. Blood 73:1592–1596
8. Chong BH, Magnani HN (1992) Orgaran in heparin-induced thrombocytopenia. Haemostasis 22:85–91
9. Cines DB, Tomaski A, Tannenbaum S (1987) Immune endothelial-cell injury in heparin-associated thrombocytopenia. N Engl J Med 316:58–589
10. Dawes J (1988) Measurement of the affinities of heparins, naturally occuring GAGs, and other sulfated polymers for antithrombin III and thrombin. Anal Biochem 174:177–186
11. Goad HE, Horne MK 3rd, Gralnick HR (1994) Pentosan-induced thrombocytopenia: support for an immune complex mechanism. Br J Haematol 88:803–808
12. Greinacher A (1995) The nonimmunologic type I and the immunologic type II of heparin associated thrombocytopenia are closely linked in their pathogenesis. Semin Thromb Hemost 21:106–116
13. Greinacher A, Alban S (1996) Heparinoide als eine Alternative für die parenterale Antikoagulation bei Patienten mit Heparin-induzierter Thrombozytopenie. Hämostaseologie 16:41–49
14. Greinacher A, Amiral J, Dummel Vissac A, Kiefel V, Mueller-Eckhardt C (1994) Laboratory diagnosis of heparin-associated thrombocytopenia and comparison of platelet aggregation test, heparin-induced activation test, and platelet factor 4/heparin enzyme-linked immunosorbent assay. Transfusion 34:381–385
15. Greinacher A., Alban S., Dummel V., Franz G., Mueller-Eckhardt C (1995) Characterization of the structural requirements for a carbohydrate based anticoagulant with a reduced risk of inducing the immunologic type of heparin associated thrombocytopenia. Thromb Haemost 74: 886–892
16. Greinacher A, Michels I, Mueller-Eckhardt C (1992) Heparin-associated thrombocytopenia: the antibody is not heparin specific. Thromb Haemost 67:545–549
17. Greinacher A, Michels I, Kiefel V, Mueller-Eckhardt C (1991) A rapid and sensitive test for diagnosing heparin-associated thrombocytopenia. Thromb Haemost 66:734–736
18. Greinacher A, Michels I, Liebenhoff U, Presek P, Mueller Eckhardt C (1993) Heparin-associated thrombocytopenia: immune complexes are attached to platelet membrane by the negative charge of highly sulphated oligosaccharides. Br J Haematol 45(3):252–257
19. Greinacher A, Pötzsch B, Amiral J, Dummel V, Eichner A, Mueller-Eckhardt C (1994) Heparin-associated thrombocytopenia: isolation of the antibody and characterization of a multimolecular PF4-heparin complex as the major antigen. Thromb Haemost 71:247–251
20. Hach-Wunderle V, Kainer K, Krug B, Mueller-Berghaus G, Poetzsch B (1994) Heparin-associated thrombosis despite normal platelet counts letter. Lancet 13; 344: 469–70
21. Harenberg J, Zimmerman R, Schwarz F, Kubler W (1983) Treatment of heparin- induced thrombocytopenia with thrombosis by new heparinoid. Lancet 1983; i: 986–987

22. Herbert JM, Hérault JP, Barzû T, Bernat A, Lormeau JC, Petitou M (1995) Biochemical and pharmacoclogical properties of SANORG 32701, a potent analogue of the 'natural pentasaccharide'. Thromb Haemost 73:1321
23. Kelton JG, Sheridan D, Santos A, Smith J, Steeves K, Smith C, Brown C, Murphy WG (1988) Heparin-induced thrombocytopenia: laboratory studies. Blood 72:925–930
24. Leroy J, Leclerc MH, Delahousse B, Guerois C, Foloppe P, Gruel Y, Toulemonde F (1985) Treatment of heparin-associated thrombocytopenia and thrombosis with low molecular weight heparin (CY 216). Semin Thromb Hemost 11:326–329
25. Magnani HN (1993) Heparin-induced thrombocytopenia (HIT): an overview of 230 patients treated with Orgaran (Org 10172). Thromb Haemost 70:554–561 and 1072
26. Meuleman DG (1992) Orgaran (Org 10172) its pharmacoclogical profile in experimental models. Haemostasis 22:58–65
27. Nader HB, Toma L, Pinhal MS, Buonassisi V, Colburn P, Dietrich CP (1991) Effect of heparin and dextran sulfate on the synthesis and structure of heparan sulfate from cultured endothelial cells. Semin Thromb Hemost 17:47–56
28. Sheridan D, Carter C, Kelton JG (1986) A diagnostic test for heparin-induced thrombocytopenia. Blood 67:27–30
29. Sina P, Jacquinet JC, Petitou M, Duchaussoy P, Lederman I, Choay J, Torri G (1984) Total synthesis of a pentasaccharide fragment having high affinity for antithrombin III. Carbohydr Res 132:C5–C9
30. Tardy PB, Tardy B, Grelac F, Reynaud J, Mismetti P, Bertrand JC, Guyotat D (1994) Pentosan polysulfate -induced thrombocytopenia and thrombosis. Am J Hematol 88(4): 803–808
31. Visentin GP, Ford SE, Scott JP, Aster RH (1994) Antibodies from patients with heparin-induced thrombocytopenia/thrombosis are specific for platelet factor 4 complexe with heparin or bound to endothelial cells. J Clin Invest 93:81–88
32. Warkentin TE, Kelton JG (1991) Heparin-induced thrombocytopenia. Prog Hemost Thromb 10:1–34
33. Warkentin TE, Levine MN, Hirsh J, Horsewood P, Roberts RS, Tech M, Gent M, Kelton JG (1995) Heparin-induced thrombocytopenia is patients treated with low molecular weight heparin or unfractionated heparin. New Engl J Med 332:1330–1334
34. Warkentin TE, Hayward CPM, Boshkov LK, Santos AV, Sheppard JI, Bode AP, Kelton JG (1994) Sera from patients with heparin induced thrombocytopenia generate platelet derived microparticles with procoagulant activity: an explanation for the thrombotic complications of heparin-induced thrombocytopenia. Blood 94: 3691–3699

Thromboseprophylaxe aus juristischer Sicht. Was ist gesichert – was umstritten ?

K. Ulsenheimer

Zusammenfassung

Vor dem Hintergrund der drastisch gestiegenen Zahl zivil- und strafrechtlicher „Kunstfehlerprozesse“ hat auch die unterlassene Thromboseprophylaxe eine nicht unerhebliche forensische Bedeutung erlangt. Dabei geht es zum einen um die Frage, bei welchen Patienten die Durchführung einer adäquaten Thromboseprophylaxe vom medizinischen Standard gefordert wird, anders formuliert, unter welchen Voraussetzungen die Thromboseprophylaxe – v. a. im poststationären und ambulanten Bereich – medizinisch zwingend indiziert ist. Zum anderen geht es um das Verhältnis zwischen „Methodenfreiheit“ und dem rechtlich gebotenen „Prinzip des sichersten Weges“, das dem Arzt jede Risikoerhöhung verbietet, wenn er zwischen 2 oder mehreren Alternativen mit unterschiedlichen Risiken, aber gleicher Wirksamkeit wählen kann.

Erhebliche Bedeutung haben aus rechtlicher Sicht ferner die Aufklärung des Patienten – insbesondere die Frage, worüber dieser im Rahmen der Thromboseprophylaxe aufgeklärt werden muß –, die ordnungsgemäße Dokumentation und schließlich die Kausalität eines etwaigen Behandlungs- bzw. Aufklärungsfehlers für den Schaden.

Einleitung

Die Bereitschaft der Patienten, in einer erfolglosen Therapie, einer tödlichen Komplikation oder mißlungenen Operation ein schicksalhaftes Ereignis zu sehen, ist in der heutigen Zeit weitgehend geschwunden. Stattdessen wird hierfür ein Schuldiger gesucht, und den glaubt man – allzu oft und allzu leicht – im Arzt zu finden. Der (Irr-)Glaube an die ärztliche Omnipotenz und die Beherrschbarkeit des menschlichen Körpers gleich einer Maschine versperrt die Einsicht, daß „zwischen Schicksal und Schuld unterschieden werden“ muß und es „kaum eine ärztliche Tätigkeit ohne mehr oder weniger Risiko gibt“.[1]

Übersteigertes Anspruchsdenken und überzogener Erwartungsdruck, gepaart mit dem gewachsenen Selbstbewußtsein der Patienten und ihrer gegenüber früher deutlich gestiegenen Konfliktbereitschaft, sind aber ein geradezu idealer Nährboden für rechtliche Auseinandersetzungen,[2] zumal wenn Rechtsschutzversicherungen zunehmend häufiger „das Kostenrisiko eines zweifelhaften Prozesses abnehmen“[3] und Anwälte dies oft aus durchsichtigen Motiven durch entsprechende Beratung ausnutzen. Hinzu kommen Konkurrenzdruck und Kollegenmißgunst als auslösende Ursache nicht weniger Verfahren, die in den letzten 15 Jahren zu einer wahren Haftungsflut angeschwollen sind.

Vor diesem Hintergrund gewinnt das vorliegende Thema seine besondere praktische Bedeutung, zumal ganz konkret die tiefe Beinvenenthrombose eine nicht unerhebliche forensische Bedeutung erlangt hat, und zwar gerade im poststationären und ambulanten Bereich.

Dabei geht es aus rechtlicher Sicht um *fünf* Problemkreise, zu denen im Folgenden der Stand der Meinungen, d. h. Gesichertes und Kontroverses, dargelegt werden soll:

1. die Frage des Behandlungsfehlers, d. h. die Verletzung der objektiv gebotenen Sorgfalt oder des *medizinischen Standards,*
2. die Grenzen der Methodenfreiheit,
3. die Problematik der Aufklärung,
4. die ordnungsgemäße Dokumentation,
5. die Kausalität des Behandlungs- bzw. Aufklärungsfehlers, wenn ein solcher zu bejahen ist.

Die Frage des Behandlungsfehlers

Jeder Patient hat im Rahmen seiner Behandlung Anspruch auf den *Standard* eines *erfahrenen Facharztes.* Ein Verstoß gegen diesen „Facharzt-Standard" ist ein Behandlungsfehler, ein „Kunstfehler" im Sprachgebrauch der Ärzte. Deshalb stellt sich als *erstes* die Frage, ob die Vornahme der Thromboseprophylaxe im konkreten Fall vom medizinischen *Standard* gefordert wurde.

Darunter versteht man abstrakt-generell den jeweiligen Stand der medizinischen Wissenschaft, genauer das zum *Behandlungszeitpunkt* in der ärztlichen Praxis und Erfahrung bewährte, nach naturwissenschaftlicher Erkenntnis gesicherte, von einem durchschnittlich befähigten Arzt verlangte Maß an Kenntnis und Können, bezogen auf die konkrete Diagnose- oder Therapiemaßnahme.

Daraus folgt: Der Standard ist keine rein *statische* Größe, sondern enthält auch eine *dynamische* Komponente, die von der Entwicklung und dem jeweiligen Fortschritt des Fachgebietes abhängt, also *neue* Erkenntnisse und Erfahrungen, z. B. auf dem Gebiete der Thromboseprophylaxe, in sich aufnimmt und dadurch den „Standard" ändert.[4]

Deshalb ist es außerordentlich wichtig, die Frage des Behandlungsfehlers aus dem Blickwinkel *ex-ante* zu beurteilen, zumal wegen der langen Verfahrensdauer von Arzthaftungsstreitigkeiten. Nachträgliche Studien und Erfahrungen müssen außer Betracht bleiben.

Was „Standard" ist und was nicht, ist zwar im Streitfall eine vom *Gericht* zu beurteilende *Rechts*frage, de facto wird sie aber, da dem Richter die nötigen Fachkenntnisse fehlen, vom *Gutachter* entschieden. Denn nur der Sachverständige ist aufgrund seiner wissenschaftlichen Qualifikation und praktischen Erfahrung in der Lage, den Inhalt des „Standards" zu beschreiben. Der Richter bleibt zwar verpflichtet, das Gutachten selbständig und kritisch auf seine Überzeugungskraft zu prüfen, doch läuft dies praktisch auf eine *bloße Plausibilitätskontrolle* hinaus: Bejaht der Gutachter die Indikation für eine aktive Thromboseprophylaxe, wird der Richter im Regelfall deren Unterlassen als ärztlichen Behandlungsfehler qualifizieren, anderenfalls den „Kunstfehlervorwurf" zurückweisen. Die Entwicklung neuer Standards ‚bleibt damit grundsätzlich der *medizininternen* Auseinandersetzung überlassen.[5]

Deren Stand läßt sich gegenwärtig (im Anschluß an ein 1994 erstelltes Gutachten) wie folgt umschreiben:
Die herrschende Auffassung sieht

> „seit 1992 nach einer Phase einer 2-jährigen Diskussion das Unterlassen einer medikamentösen Thromboseprophylaxe im ambulanten Bereich bei immobilisierten Patienten über 13 Jahren als Behandlungsfehler an. Bis zu diesem Zeitpunkt war diese Prophylaxe zweifellos kein Standard".

Inzwischen liegen zwar weitere diese Tendenz bestärkende Studien vor (von Kock-Schmit-Neuerburg u. a., Zagrodnik-Kaufner, Spannagel, Reilmann u.a.), doch sind die Patientenkollektive durchweg klein, so daß die *statistische* Basis *schmal* bleibt. Deshalb gibt es im medizinischen Schrifttum nach wie vor gewichtige Stimmen, die die generelle ambulante Thromboseprophylaxe bei allen immobilisierten Patienten über 14 Jahren ablehnen. So stellt Weller[6] z. B. fest:

> „Aufgrund der vielfältigen und noch widersprüchlichen Literatur kann ein derzeitiger Standard *nicht* festgelegt werden".

Für problematisch halte ich daher die neueste Stellungnahme der Deutschen Gesellschaft für Chirurgie aus dem Jahre 1995, zumal sie mißverständlich ist: Liegen Immobilisation *und* Risikofaktoren für das Entstehen einer Thrombose vor, dürfte die Notwendigkeit einer entsprechenden Prophylaxe unstreitig sein. Fehlen dagegen Risikofaktoren, erscheint die Standardfrage noch nicht gelöst und die diesbezügliche Passage im Text der Deutschen Gesellschaft (generelle medikamentöse Prophylaxe bei jedem über 16 Jahre alten Patienten) als zu weitgehend.

Abgesehen davon ist noch streitig und noch nicht gesichert, welche Risikofaktoren überhaupt bestehen (Nikotin, Kontrazeptiva u.a.). Das *Alter* und welches Gewicht sie haben, scheint z. B. eine wichtige Rolle zu spielen (ab 40); Gips ist dagegen ein minimales Risiko.

Die Zweifel an der Notwendigkeit einer *generellen* Thromboseprophylaxe werden darüber hinaus unterstrichen durch neue Untersuchungen von Gehling (1994), der das Thromboserisiko bei der fibularen Bandruptur so niedrig einschätzt, daß seiner Ansicht nach hier *keine* Thromboseprophylaxe nötig ist.

Wenngleich man also noch nicht von einem neuen „Standard" sprechen kann, der auch bei ambulanter Traumabehandlung eine medikamentöse Thromboseprophylaxe gebietet, so lassen doch „die derzeitigen Publikationen einen *Trend* zur weitreichenden oder sogar generellen Thromboseprophylaxe beim ambulanten Patienten mit Immobilisation der unteren Extremität erkennen".[7]

Bestritten sind in der medizinischen Wissenschaft auch bei diesen Patienten allerdings noch die *Art* der für die ambulante Thromboseprophylaxe anzuwendenden Medikamente, ihre *Dosierung* sowie die *Dauer* ihrer Anwendung.

Unabhängig davon aber gilt – und dies ist unstreitig: der Arzt, der sich *gegen* die Thrombosprophylaxe im konkreten Fall entscheidet, muß jedes Symptom, das *für* die Entwicklung einer Thrombose sprechen könnte, sorgfältigst analysieren und ihm seine *besondere* Aufmerksamkeit widmen. Carstensen hat recht, wenn er insoweit feststellt, bei Verdacht auf Vorliegen einer tiefen Venenthrombose sei es erforderlich, „sie entweder nachzuweisen oder auszuschließen".

In einer neuen Entscheidung formuliert das *OLG Oldenburg*:

„Bei einem Thromboseverdacht gehört es zu den elementaren Behandlungsregeln, eine *Phlebographie* durchzuführen. Das Unterlassen dieser Maßnahme ist als *grober* Behandlungsfehler zu werten, der zur Beweislastumkehr zum Nachteil des Arztes führt, d. h. er muß beweisen, daß die Beschwerden (Schmerzen, venöse Durchblutungsstörungen) nicht durch den Behandlungsfehler verursacht worden sind".

Die Grenzen der Methodenfreiheit

Den *zweiten* Problemkreis, die Frage der Methodenfreiheit, erkennt die Rechtsprechung grundsätzlich an:

Unter mehreren medizinisch in Betracht kommenden Heilverfahren muß der Arzt nach der Rechtsprechung grundsätzlich dasjenige wählen, das bei gleicher Wirksamkeit das *geringste* Risiko für den Patienten mit sich bringt. Das Eingehen eines höheren Risikos muß „in den besonderen Sachzwängen des konkreten Falles oder in einer günstigeren Heilungsprognose eine sachliche Rechtfertigung finden".[8] Der Arzt verstößt somit gegen seine Sorgfaltspflichten, „wenn er sich *ohne medizinisch anerkennenswerten Grund* für die gefahrenträchtigere Maßnahme entscheidet, obwohl unter Abwägung aller Umstände, insbesondere der spezifischen Vor- und Nachteile der jeweiligen Behandlung, ein weniger riskantes Vorgehen den Zweck in etwa gleicher Weise erfüllt hätte".[9]

Berücksichtigt man dies, so kommt man zu folgendem *Alternativ*-Ergebnis: Wenn es *richtig* ist, daß

- schwere Nebenwirkungen der Thromboseprophylaxe – so jedenfalls die bislang herrschende Meinung in der Medizin – außerordentlich selten sind (nach einem Bericht der Arzneimittelkommission der Bundesärztekammer vom Juni 1994[10] wurden bislang nur etwa *90 Verdachtsfälle* einer heparin-assoziierten Thrombozytopenie, also des sog. White-clot-Syndroms, berichtet)
- und meist nur *leichtere*, regelmäßig nicht gravierende Komplikationen zu erwarten sind (so eine vermehrte Blutungsneigung, das Auftreten von Wundhämatomen sowie bei Langzeitanwendung des Heparins Haarausfall und Kopfschmerzen), *dann besteht ein Muß für die Thromboseprophylaxe.*
- Denn den geringen *negativen* Wirkungen der Heparin-Gabe steht der *Vorteil* einer effektiven medikamentösen Thromboseprophylaxe gegenüber: sie kann das Entstehen einer lebensbedrohlichen tiefen Beinvenenthrombose oder Lungenembolie bei dem hier in Rede stehenden Patientengut zwar nicht stets verhindern, aber, wie alle bisherigen Studien übereinstimmend zeigen, die *Gefährdung* des Patienten doch signifikant *vermindern.*
- Unter diesen Umständen besteht rechtlich aber, wie dargelegt, keine ärztliche Wahlfreiheit mehr, vielmehr ist das *weniger riskante Vorgehen*, also die *Prophylaxe* geboten, es sei denn, es liegen im Einzelfall ausnahmsweise besondere Umstände vor, die aus medizinischer Sicht ein Absehen von dieser Regel rechtfertigen. So gibt es z. B. Untersuchungen, die die Patienten in Risikogruppen einteilen. Bei denjenigen, bei denen das Embolierisiko kleiner ist als das Risiko einer heparin-induzierten Thrombozytopenie, muß diese Art der Thromboseprophylaxe unterbleiben.

Alternativ läßt sich Folgendes feststellen:

Einer Publikation von Gulba zufolge[11] treten Thrombozytopenien allerdings bei 1 % bis 3 % aller Patienten unter langfristiger Heparin-Therapie auf, wobei 90 % dieser heparin-induzierten Thrombozytopenien völlig harmlos sind. Bei 10 % jedoch kommt es – meist 6 bis 12 Tage nach Beginn der Heparingabe[12] zu einem massiven Abfall der Thrombozyten, teilweise bis auf Werte von 10.000 bis 12.000 mit multiplen thromboembolischen Komplikationen, die in 30 % der Fälle tödlich verlaufen. Diese lebensgefährliche Reaktion würde sich danach in 1.000 Behandlungsfällen bei 1 bis 3 Patienten zeigen und immerhin zu *einem* Todesfall führen *können*, also ein sehr erhebliches Risiko darstellen, wenn man an die vieltausendfache Anwendung des Heparins denkt.

Geht man von einer solch *hohen* Komplikationsdichte der Heparingabe aus, erscheint der konkrete Risikovergleich zwischen Vornahme und Unterlassung der Thromboseprophylaxe natürlich in einem anderen Licht: die Prophylaxe erweist sich dann als ein *sehr riskantes* medizinisches Vorgehen und keineswegs eindeutig als das geringere Risiko gegenüber der Nichtvornahme. Unter diesen Umständen gebietet der Aspekt der *Therapiefreiheit mit dem Verbot der Risikoerhöhung* keineswegs die Vornahme einer Thromboseprophylaxe trotz der nachgewiesenen, die Thrombosegefahr mindernden Wirkungen.

Ob die von Gulba und anderen angegebenen Zahlen tödlicher heparin-induzierter Zwischenfälle zutreffend sind, ist allerdings bestritten. Derartige Fälle müßten eigentlich das frühere BGA und seine Nachfolger auf den Plan gerufen haben und lebhafte wissenschaftliche Diskussionen auslösen, auch zu Reaktionen der Firmen führen, so daß vermutlich die Risikorate doch deutlich niedriger ist. Insoweit bleiben jedoch die Ergebnisse der zahlreichen, derzeit laufenden Studien abzuwarten.

Die Entscheidung „pro oder contra Thromboseprophylaxe" hängt also letztlich von der medizinischen Einschätzung des Risikofaktors „Thrombozytopenie" und dessen wirklicher Größenordnung ab, *nicht aber von juristischen Vorgaben*!

Unabhängig davon besteht Übereinstimmung in der Notwendigkeit, die Thrombozytenzahl bei jedem Patienten, der mit Heparin behandelt wird, zu bestimmen. Meinungsunterschiede bestehen aber im Detail. Überwiegend wird empfohlen die Thrombozytenzahl, *vor* Beginn der Heparin-Gabe, am ersten Tag *nach* der Heparin-Gabe, zwischen dem 3. und 5. (5. und 7.) Tag und anschließend zweimal pro Woche während der ersten drei (vier) Wochen sowie dann am Ende der Heparinbehandlung zu bestimmen.[13] Die Erfüllung dieser Forderung bewirkt in der Praxis jedoch erhebliche Schwierigkeiten.

Die Problematik der Aufklärung

Zu den *rechtlich gesicherten* Feststellungen gehört auch die Tatsache, daß über das konkrete Thromboserisiko *aufzuklären* ist.

Wenn nämlich unterschiedliche Behandlungskonzepte mit unterschiedlichen Erfolgschancen, Belastungen oder Risiken in der Medizin vertreten werden oder wenn die vom Arzt vorgeschlagene Behandlungsweise noch umstritten ist, muß der Patient „nach sachverständiger und vollständiger Beratung des Arztes selbst prüfen können, was er an Belastungen und Gefahren auf sich nehmen will".

Das bedeutet, daß der Arzt den Patienten

- über das *konkrete Thromboserisiko*, insbesondere
  - bei frischen Schlaganfällen,
  - akuten Herzinfarkten,
  - sonstigen internistischen Erkrankungen (am Herzen oder bei Infektionen des Thorax)
  - bei der Gipsanlage und der Anlage von immobilisierenden Verbänden,
- über die *Risiken* und *Nebenwirkungen der medikamentösen Prophylaxe* eingehend und sachkundig unterrichten muß.

Dazu gehört nicht nur die Aufklärung über

- *allergische Reaktionen*: d. h. Schwellungen der Haut, Juckreiz, Ausschlag
- sondern auch über das Risiko der *heparininduzierten Thrombozytopenie*, d. h. lebensbedrohliche Herz- und Kreislaufreaktionen, Dauerschäden von Organen, seine Größe (sehr selten ?), die notwendigen Gegenmaßnahmen und ihren Verlauf,
- und die Aufklärung über die notwendigen Thrombozytenkontrollen, d. h. daß *vor* dem Einsatz des Heparins und danach, wie oben dargelegt, mehrfach die Thrombozyten bestimmt werden müssen.
- Zur Aufklärung gehört ferner das richtige Verhalten *im* und *mit* dem immobilisierenden Gipsverband und vor allem auch die Information über andere Möglichkeiten der Thromboseprophylaxe (z. B. physikalische Therapie-Maßnahmen).

Die Dokumentation

Dokumentationsmängel haben weitreichende forensische Konsequenzen; denn sie führen zu Beweiserleichterungen zugunsten der Patienten bzw. – je nach Sachlage – sogar zur Beweislast*umkehr* zu Ungunsten des Arztes – und damit im Ergebnis meist zu seiner Haftung auf Schadensersatz und Schmerzensgeld. Dies bedeutet konkret: Wenn die tatsächlich erfolgte Thromboseprophylaxe nicht dokumentiert ist, wird ihre *Nichtvornahme* vermutet. Der Gegenbeweis ist *möglich*, aber oft schwer zu führen.

Die Anforderungen an die ärztliche Dokumentationspflicht sind hoch. Die Aufzeichnungen müssen wahr, klar und vollständig sein und alles medizinisch Wichtige enthalten. Das Aufklärungsgespräch in seinem wesentlichen Inhalt, aber auch die etwaige Weigerung des Patienten, Thromboseprophylaxe zu betreiben, sollte aus Beweisgründen unbedingt schriftlich *dokumentiert* werden.

Wer dies kritisiert, muß zweierlei bedenken: zum einen gehört es gemäß § 15 Abs. 1 Satz 1 MBO zu den Berufspflichten des Arztes, über die in Ausübung seiner beruflichen Tätigkeit getroffenen Feststellungen und Maßnahmen die erforderlichen Aufzeichnungen vorzunehmen. Über die Einhaltung dieser Verpflichtung wachen die ärztlichen Berufsgerichte. Zum anderen bedeutet die gewissenhafte Dokumentation aber auch – „erst recht in einer Klinik – ein Stück Qualitätssicherung in der Medizin“,[14] wie insbesondere die Rechtsprechung immer wieder betont.

Darüber hinaus wird einer vertrauenswürdigen Dokumentation Glauben geschenkt, so daß sie vor juristischen Nachteilen schützen und die Gewissenhaftigkeit des Arztes verdeutlichen kann. Denn Privaturkunden haben die Vermutung der *Vollständigkeit* und *Richtigkeit* für sich.

Die Kausalität

Der *bloße* Verstoß gegen die Regeln der ärztlichen Kunst bzw. die Aufklärungspflicht ist für sich *alleine* weder strafbar noch löst er Schadensersatzansprüche des Patienten aus. Voraussetzung hierfür ist vielmehr, daß die Pflichtverletzung des Arztes für den Tod oder die Körperverletzung des Patienten bzw. für dessen Entscheidung *ursächlich* gewesen ist.

Dies bedeutet im Falle eines *Behandlungsfehlers*: es bedarf des Nachweises, daß bei Vornahme einer adäquaten Thromboseprophylaxe die Schadensfolge vermieden worden wäre.

Dieser Nachweis ist im *Zivilprozeß* wegen der geringen Beweisanforderungen *häufig*, (vgl. die Entscheidung des OLG Düsseldorf vom 16. 2. 1994, Umkehr der Beweislast: *Fall:* Kreuzbandplastik, später Lungenembolie – keine Thromboseprophylaxe bei 41-jährigem Patienten), im *Strafprozeß* dagegen praktisch *nicht* zu führen. Wegen des dort geltenden Grundsatzes „im Zweifel für den Angeklagten" ist die Ursächlichkeit einer pflichtwidrigen Handlung oder Unterlassung *nur dann* zu bejahen, wenn bei sorgfaltsgemäßem Verhalten der Tod oder die Körperverletzung *mit an Sicherheit grenzender Wahrscheinlichkeit* vermieden worden wäre. Dabei ist dieser der medizinischen Fachsprache fremde Begriff nicht mit mathematisch-statistischen Prozentzahlen, z. B. 95 oder 99 %, zu erfassen. „An Sicherheit grenzende Wahrscheinlichkeit" bedeutet vielmehr: ursächlich ist das Verhalten *immer schon, aber auch nur dann*, wenn keine aus konkreten Anhaltspunkten begründeten, „vernünftigen Zweifel" daran bestehen, daß der Patient bei richtiger ärztlicher Behandlung am Leben geblieben bzw. nicht geschädigt worden wäre. Eine „überwiegende", „hohe" oder „sehr große" Wahrscheinlichkeit für die Lebensrettung oder Heilung genügt für den Nachweis der Kausalität einer Pflichtverletzung im *Strafprozeß* nicht.[15]

Diese im Strafverfahren erforderliche Gewißheit – der Lebensrettung bzw. Verhinderung einer Dauerschädigung bei Vornahme der entsprechenden Prophylaxe – dürfte sich nach dem derzeitigen Stand der wissenschaftlichen Erkenntnisse im Falle eines Behandlungsfehlers aber kaum bejahen lassen. Denn in den mir bekannten Gutachten heißt es stets fast gleichlautend:

> „Es ist davon auszugehen, daß der Tod des Patienten durch eine Thromboseprophylaxe mittels eines Heparin-Präparats nicht mit an Sicherheit grenzender Wahrscheinlichkeit hätte vermieden werden können. Es existiert bis heute keine Behandlungsmethode, die unter allen Umständen, eine Thrombose oder Embolie verhindern kann. Thrombosen und Lungenembolien treten auch bei regelrecht indizierter, durchgeführter und kontrollierter Prophylaxe im stationären wie im ambulanten Bereich auf".

Fazit

Bei jährlich schätzungsweise 30.000 bis 40.000 fulminanten Lungenembolien und 1 Mio. Patienten, die an einem postthrombotischen Syndrom leiden, ist es aus rechtlicher Sicht für den Arzt ein zwingendes Gebot, sich *abzusichern*, also – *unabhängig* von der – noch offenen – Frage des „*Standards*" – den Weg des geringsten Risikos zu gehen. Das aber heißt: *Aufklärung* und – bei Zustimmung des Patienten – Vornahme einer *effektiven* Thromboseprophylaxe im Falle eines konkreten Thromboserisikos, wenn die Gefahr des Entstehens einer Thrombose größer und unter Berücksichtigung ihrer Folgen eindeutig schwerwiegender ist als die mit einer adäquaten Prophylaxe verbundenen Nebenwirkungen oder Risiken.

Kein Gegenargument sind für den Fall eines nur geringen Heparinrisikos und damit einer gebotenen Thromboseprophylaxe die *Kosten*.

Denn: Das Wirtschaftlichkeitsgebot legitimiert keinerlei Abstriche am gebotenen Behandlungsstandard. Ärztliche Sorgfaltspflicht und Wirtschaftlichkeitsgebot stehen sich somit nicht im Sinne einer Antithese gegenüber, vielmehr erkennt das Wirtschaftlichkeitsgebot an, daß die ärztlich gebotene Sorgfalt erfüllt werden darf und muß.[16] Die Wirksamkeit einer Maßnahme oder eines Mittels und die medizinische Indikation haben bei der Abwägung *Vorrang* vor dem Aspekt des Preises und damit der Wirtschaftlichkeit. Wenn also die *individuelle Indikation* für den Einsatz der Prophyl.-medikation gegeben ist, müssen und – wie ich weiß – werden deren Kosten auch übernommen.[17]

Deshalb sollten in Zweifelsfällen die Indikationsstellung für die Gipsanlage oder die sonstige Immobilisation *streng* erfolgen und die Gründe exakt *dokumentiert* werden, damit man bei Prüfungsmaßnahmen leichter nachweisen kann, nur die medizinisch notwendige Behandlung vorgenommen und daher das Gebot der Wirtschaftlichkeit beachtet zu haben.

Darüber hinaus ist es sehr fraglich, ob angesichts der Kosten von ca. DM 140.000,00 für die Behandlung *eines* Falles eines postthrombotischen Syndroms und der Vielzahl der Patienten, die darunter leiden, die generelle Prophylaxe nicht letztlich sogar die *kostengünstigere* Behandlung darstellt, doch muß ich (siehe Bergquist) diese Frage angesichts exakter Daten offen lassen.

Literatur

Monographien

1. Carstens (1984) Langenbeck's Archiv für klinische Chirurgie, Bd 364.
2. Weller (1994) Traumatologie akturell, Bd 14.

Beitragswerke

3. Decker (1983) In: Unfallmedizinische Tagungen der Landesverbände der gewerblichen Berufsgenossenschaften. Heft 51
4. Franzki (1991) In: Defensives Denken in der Medizin. Irrweg oder Notwendigkeit?

Gutachten

5. Schmidt Eb (1962) Verhandlungen des 44. DJT Hannover, Bd I Gutachten

Zeitschriften

6. Damm R (1989) Medizintechnik und Arzthaftung – Behandlungsfehler und Aufklärungspflicht bei medizintechnischen Behandlungsalternativen. NJW 737ff
7. Mehrhoff F (1990) Aktuelles zum Recht der Patientendokumentation. NJW 1524ff
8. Weißauer W Informationen des BDC, S 231

Entscheidungen

9. BGH, Urt. v. 5. 12. 1967 – VIZR 54/66, NJW 1968, 1181
10. BGH, Urt. v. 7. 07. 1987 – VIZR 146/86, NJW 1987, 2927
11. BGH, Beschl. v. 12. 10. 1987 – 2StR 494/87, MDR 1988, 100
12. Der medizinische Sachverständige, 1976, 82.
13. Decker, in: Unfallmedizinische Tagungen der Landesverbände der gewerblichen Berufsgenossenschaften, 1983, Heft 51, S. 181; Eb. Schmidt, Verhandlungen des 44. DJT Hannover 1962, Bd. I, Gutachten, S. 30 Anm. 39.
14. Franzki, in: Defensives Denken in der Medizin. Irrweg oder Notwendigkeit?, 1991, S. 20.
15. Carstensen, Langenbeck's Archiv für klinische Chirurgie, Bd. 364 (1984), S. 299 ff.
16. Damm, NJW 1989, 738.
17. Weller, Traumatologie aktuell, Bd. 14, 1994, S. 62.
18. Weller, a.a.O., S. 62.
19. BGH NJW 1987, 2927.
20. BGH NJW 1968, 1181.
21. Deutsches Ärzteblatt, Jg. 91, C-1121.
22. Münchner Medizinische Wochenschrift 1991, 22.
23. Der Internist 1991, 431.
24. So Börner, Berufsgenossenschaftliche Unfallklinik Frankfurt und Koppenhagen, Uniklinik Berlin.
25. Mehrhoff, NJW 1990, 1525.
26. BGH MDR 1988, 100.
27. Weißauer, Information des BDC, S. 231.
28. Also: *keine Honorarkürzung wegen Überschreitung des Arzneimittelbudgets.* Die Prüfgremien berücksichtigen dies. *Aber*: ab 1.1.1993 Deckelung ~ Ausgleichszahlung oder Honorarminderung. Problematisch auch die *Labor*leistungen für Chirurgen: hier gibt es seit 1.1.1993 Obergrenze der Vergütung. Thrombozytenkontrollen werden unter Umständen nicht vergütet. Selbst wenn sie aber honoriert werden, kann es später zu Kürzungen kommen, wenn alle hier Besonderheiten anführen.

Sachverzeichnis

ACT (activated/clotting/time) Werte 64
Adipositas 42, 50
Allgemeinchirurgie 70
- Thromboemboliephrophylaxe 69
Alter 40
ambulante Behandlung 76
ambulante Operation 81
ambulanter Patient 81
Antikoagulantien
- Dauer 90, 91
- Kontraindikation 90
- orale 52, 80, 91
Antikoagulation 63, 90
Antiphospholipid-Antikörper 50
Antithrombin III 50
APC-Resistenz (Faktor V Leiden) 36, 50
Aspirin 66
AT III-Mangel 36
Atemwegserkrankungen, chronisch-obstruktive 50
Aufklärung 101
Autoimmunerkrankungen 50

Behandlungsfehler 102
- ex-ante 102
Beinvenenthrombose, Diagnostik 19
Benestent-Studie 65
Beweislastumkehr 104
Blutungsneigung 73

Computertomographie 26
Cumarin 72
CW-Dopplersonographie 28

Darmerkrankungen, entzündliche 50
Dextran 55, 72
Dextran 70 80
Diabetes mellitus 50
Diagnostik der Beinvenenthrombose 19
Dihydroergotamin 52, 55
Dokumentation 101
- Mängel 106
Dopplersonographie 22
Drug fever 55

Duplexsonographie 22
- farbkodierte (s. auch FKDS) 19, 22
Dysfibrinogenämie 36, 50

Economy-class-Syndrom 51
Eklampsie 50
elektrische Stimulation der Wade 52
EPCOT-Studie 39
EPIC-Studie 64
EPILOG-Studie 64
Exsikkose 50

Facharzt-Standard 102
Faktor V Leiden 36, 50
Familienanamnese
- leere 44
- positive 44
Femurfrakturen, hüftgelenksnahe 78
Femurschaftfrakturen 78
FKDS (s. auch Duplexsonographie, farbkodierte) 22
forensische Vorwürfe 75
Frakturen 79
Frühmobilisation 52, 69

Gebot der Wirtschaftlichkeit (s. Wirtschaftlichkeitsgebot) 108
Gefäßendothel 53
Gefäßstützen (s. Stents) 63
Grauwertsonographie 21
Gravidität 39

Haarausfall 55
Haftungsflut 101
Heparin 73
- Cofaktor II 50
- Gabe 104
- induzierte Thrombozytopenie 55
- niedermolekulares 52, 73, 80, 90
- unfraktioniertes 80, 89
Heparinapplikation, intravenöse 81
Heparinoide 52, 53, 81
Heparintherapie, Dauer 90
Herzinfarkt 50, 56

Herzinsuffizienz 50
Hirudin 66
Hochrisikosituationen 43
Hydroxyäthylstärke 55
Hyperfibrinogenämie 50
Hyperhomocysteinämie 37, 50
Hyperviskosität 50

Immobilisation 50, 79, 103
in vivo-Markierung 19
Infektionskrankheiten 50
Insult, zerebro-vaskulärer 56
Intensivtherapie 50
intermittierende pneumatische
Wadenkompression 52, 72
International Normalized Ratio (INR) 89

Kausalität 101, 107
Kernspintomographie 27
klinische Diagnostik der venösen
Thrombose 20
Komplikationen 104
Kompression 52
Kompressionsstrümpfe 71
Kosten 108
Kostenrisiko 101
Krankengymnastik 52

Leitungsanästhesie, rückenmarksnahe 75
Lungenembolie 70, 107
- tödliche 75
Lupus-anticoagulant 50

Marchiafava-Micheli 50
Marcumar-Nekrose 43, 55
Methodenfreiheit 101, 104
minimal-invasive Eingriffe 76
Multigendefekt 39
myeloproliferative Erkrankungen 50

Nebenwirkungen der
Thromboseprophylaxe 104
- allergische Reaktion 106
- Thrombozytopenien 105
nephrotisches Syndrom 50
niedermolekulares Heparin 52, 73, 80, 90

Operationen 41
Organvenenthrombose 88
Osteopenie 55
Ovulationshemmer 39

PAI (Plasminogen-
Aktivator-Inhibitor) 53
paroxysmale nächtliche
Hämoglobinurie 50
Patient, polytraumatisierter 78
Phlebographie 19, 25, 104
Phlegmasia 87
Plasminaktivierung, gestörte 50
Plasminogen-Aktivator-Inhibitor (PAI) 53
Plausibilitätskontrolle 102
Plethysmographie 28
postpartales Risiko 42
postthrombotisches Syndrom 50, 70, 87
Präeklampie 50
Prophylaxe, primäre 43
Protein C 50, 55
- Mangel 36
Protein S 50
- Mangel 36
PTCA 63

Qualitätssicherung 106

Radiofibrinogentest 25
Rauchen 50
ReoPro 64
Rezidive 44
Risiko, postpartales 42
Risikofaktoren 103
- einer postoperativen
Thromboembolie 70
Risikogruppe 78

Schlaganfall 50
Schwangerschaft 50
Sepsis 50
Sonographie 19
Sorgfaltspflicht 104
Sport 43
Standard 101
- dynamische Komponente 102
- medizininterne Auseinandersetzung 102
- statische Größe 102
Stents (s. Gefäßstützen) 63, 64
Stentthrombose 65
Strafprozeß 107
Streß-Studie 65

Therapiefreiheit 105
Thermographie 28
Thromboembolie, Risikofaktoren einer
postoperativen 70
Thromboembolieprophylaxe
- medikamentöse 69
- physikalische 69, 71
- risikoadaptierte medikamentöse 79
Thromboembolie-Risiko 71

Thromboembolie-Risiko 71
Thrombophilie 35
Thrombophilie-Screening 35
Thromboseprophylaxe 35
- erbliche Risikofaktoren 35
- erworbene Risikofaktoren 35
- Risikoprofil 35
Thrombose 107
- gefährliche 44
Thromboseprophylaxe 101
- medikamentöse 103
- Nebenwirkungen 104, 105
Thromboserisiko 70, 105
Thrombozytenaggregationshemmer 55
Thrombozytenkontrolle 106
Thrombozytopenie
- heparininduzierte 55, 73
Thrombozytopenie Typ II, heparininduzierte 90
Thrombus, in vivo-Markierung 19
Ticlopidin 66
tiefe Venenthrombose, postoperative 70
Tretpedalgerät 52
Tumorchirurgie 41
Tumoren 42

UFH (s. auch unfraktioniertes Heparin) 80, 89
Unfallchirurgie 77
unfraktioniertes Heparin (s. auch UFH) 52, 80, 89
Unterschenkelfrakturen 78

Varikosis 50
Venenthrombose 87
- tiefe 70
venöse Thrombose, klinische Diagnostik 20
Vitamin-K-Antagonisten 53
Volumenersatzmittel 52

Wade, elektrische Stimulation der 52
Wadenkompression, intermittierende pneumatische 52, 72
Wirtschaftlichkeitsgebot 108
Wochenbett 50

Zivilprozeß 107

Springer und Umwelt

Als internationaler wissenschaftlicher Verlag sind wir uns unserer besonderen Verpflichtung der Umwelt gegenüber bewußt und beziehen umweltorientierte Grundsätze in Unternehmensentscheidungen mit ein. Von unseren Geschäftspartnern (Druckereien, Papierfabriken, Verpackungsherstellern usw.) verlangen wir, daß sie sowohl beim Herstellungsprozess selbst als auch beim Einsatz der zur Verwendung kommenden Materialien ökologische Gesichtspunkte berücksichtigen.
Das für dieses Buch verwendete Papier ist aus chlorfrei bzw. chlorarm hergestelltem Zellstoff gefertigt und im pH-Wert neutral.

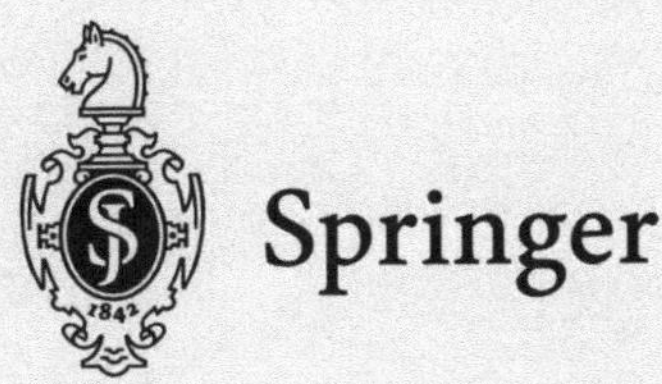

Lit.-Nr. 207867